Janvi Talan
Sachin Gupta
Vineeta Nikhil

# Tratamento de dentes com cáries grosseiras

Janvi Talan
Sachin Gupta
Vineeta Nikhil

# Tratamento de dentes com cáries grosseiras

ScienciaScripts

**Imprint**
Any brand names and product names mentioned in this book are subject to trademark, brand or patent protection and are trademarks or registered trademarks of their respective holders. The use of brand names, product names, common names, trade names, product descriptions etc. even without a particular marking in this work is in no way to be construed to mean that such names may be regarded as unrestricted in respect of trademark and brand protection legislation and could thus be used by anyone.

Cover image: www.ingimage.com

This book is a translation from the original published under ISBN 978-620-2-06287-9.

Publisher:
Sciencia Scripts
is a trademark of
Dodo Books Indian Ocean Ltd. and OmniScriptum S.R.L publishing group

120 High Road, East Finchley, London, N2 9ED, United Kingdom
Str. Armeneasca 28/1, office 1, Chisinau MD-2012, Republic of Moldova, Europe
Printed at: see last page
**ISBN: 978-620-7-76682-6**

# COTAÇÃO

É uma grande honra para mim expressar o meu respeito e gratidão à minha professora e supervisora, **a Dra. Vineeta Nikhil,** Directora da Faculdade de Medicina Dentária, Professora e Chefe do Departamento de Medicina Dentária Conservadora e Endodontia da Subharti Dental College, Meerut. É verdadeiramente um privilégio ter tido a oportunidade de ser sua aluna. É com grande prazer e honra que aproveito esta oportunidade para expressar a minha profunda gratidão e reverência ao meu estimado professor e guia **Dr. Sachin Gupta,** Professor, Departamento de Dentisteria Conservadora e Endodontia, Subharti Dental College, Meerut. A sua busca incessante da excelência académica e da compreensão profissional tem sido uma fonte de encorajamento e inspiração constantes. Estou grato à Dra. **Shikha Jaiswal, ao Dr. Padmanabh Jha, à Dra. Parul Bansal, ao Dr. Rohit Arora, à Dra. Shalya Raj, ao Dr. Ayush Goyal e à Dra. Sana Ali** pelos seus conselhos inestimáveis e pelo seu apoio e orientação oportunos. Os meus agradecimentos especiais aos nossos queridos fundadores do Subharti Group of Institutions, **a Dra. Mukti Ma'am** e **o Dr. Atul Krishna Sir,** que me deram a oportunidade de aprender e crescer como indivíduo na sua faculdade. O meu reconhecimento e gratidão ao **Dr. Nikhil Srivastava**, Diretor, Subharti Dental College, Meerut, e ao **Dr. B. P. Khattak,** Diretor PG

pela oportunidade de realizar esta dissertação nesta instituição de renome.

Gostaria de expressar a minha profunda gratidão a todos os meus supervisores, colegas de turma e colegas estudantes que sempre me ajudaram quando precisei.

Devo todo o meu sucesso ao meu pai **Shiv Kumar Talan**, à minha mãe **Neha Talan** e ao meu irmão **Abhishek Talan**, cujas bênçãos sempre me acompanharam. A sua orientação e determinação sempre iluminaram os meus pensamentos e acções. A sua convicção de "nunca dizer não" foi um lema para eu alcançar. Estou-lhes eternamente grato.

**JANVI TALAN**

A medicina dentária atual centra-se na preservação do dente natural, e a endodontia e a medicina dentária de restauração têm desempenhado um papel importante na restauração da função e da estética dos dentes. Os dentistas são rotineiramente confrontados com a restauração de dentes severamente danificados. Os danos podem ser devidos a cáries, traumatismos ou restaurações anteriores e podem afetar metade ou mais de metade da estrutura do dente.[1]

Como a estrutura dentária remanescente pode não ser suficiente para segurar a restauração, suportar as forças mastigatórias sem fratura ou assegurar a função e a estética desejadas, é necessário um cuidado especial ao criar um plano de restauração adequado para estes dentes.[1]

É necessário um tratamento adequado dos dentes com cáries grosseiras para promover uma função eficiente e uma sobrevivência prolongada do dente e da restauração, prevenir ou tratar a doença pulpar (se presente), proteger a estrutura dentária remanescente de mais perdas, assegurar a estabilidade oclusal e os contactos proximais com os dentes vizinhos, proporcionar uma estética óptima, promover a saúde dos tecidos periodontais marginais e manter e promover a saúde periapical.

A gestão óptima da restauração do dente comprometido só pode ser alcançada através de um exame clínico e radiográfico minucioso. Estes resultados podem então ser apresentados ao paciente para que possa ser tomada uma decisão informada sobre o melhor curso de ação com base nas expectativas, motivação, tempo e restrições financeiras do paciente. É necessário um conhecimento profundo dos materiais disponíveis e da sua utilização adequada para obter uma restauração duradoura que satisfaça as necessidades do paciente.

Existem muitas opções para restaurar dentes muito lascados. Podem ser obtidos excelentes resultados com muitos dos materiais atualmente disponíveis. A escolha do material de restauração depende do tamanho e da localização da lesão, do isolamento adequado para restaurações adesivas, da taxa de cárie, da idade do paciente, das necessidades estéticas do paciente, dos hábitos oclusais, da preservação da estrutura dentária máxima, das competências do dentista, de considerações económicas e da longevidade desejada da restauração.[2]

Por volta de 1700, Fauchard introduziu cavilhas de madeira nos canais dos dentes para suportar as coroas.[3]

- Em 1800, Dubois de Chemant apresentou um relatório sobre coroas cónicas de porcelana.
- Em 1835, Robertson propôs que a cárie dentária é causada pelo ácido que se forma à volta dos dentes devido à fermentação de partículas de alimentos. [4]
- Em 1843, Erdl foi o primeiro a associar os microrganismos à cárie. [4]Em 1849, Tomes propôs os princípios do pós-dimensionamento.
- Em 1849, Clarks desenvolveu uma cavilha com mola.
- Em 1869, Black introduziu o pilar metálico, no qual uma coroa revestida a porcelana era fixada por um parafuso num canal radicular revestido a ouro.[3]
- Em 1878, foi introduzida a coroa Richmond, que combinava um tubo roscado no canal com uma coroa aparafusada.[3]
- A amálgama dentária foi introduzida nos anos 1900.[6]
- Em 1990, Duret *et al.* descreveram um material não metálico para o fabrico de postes baseado no princípio do reforço com fibras de carbono.
- Em 1924, Clarke descreveu o Streptococcus mutans, que ocorre nas fases iniciais da doença.[4] Na década de 1930, foram desenvolvidos pinos e núcleos moldados à medida para substituir as coroas de pino de uma só peça. Em 1946, o campo da medicina dentária restauradora beneficiou

grandemente dos avanços revolucionários nos materiais dentários e da invenção da peça de mão com turbina de ar dentário.

- Em 1955, Buonocore colou resina ao esmalte gravado.[5]
- Em 1958, a coroa de Richmond foi modificada para eliminar o fio. e foi remodelado por Hampson EL *et al.* para uma cavilha e coroa de uma só peça.[3]
- O monómero bis-GMA desenvolvido por Bowen em 1962 foi uma tentativa final para melhorar as propriedades físicas dos acrilatos.[5]
- Em 1969, Moffa *et al.* relataram as propriedades retentivas de três designs diferentes de pinos em dentina e amálgama.[6]
- O primeiro substituto da resina acrílica foi introduzido na década de 1970: os compósitos.[5]
- O dispositivo de cura com luz visível foi introduzido em 1972.[5]
- 1975: Introdução do primeiro adesivo de dentina comercial.
- Em 1982, Nakabayashi *et al.* descreveram a camada híbrida pela primeira vez.
- Bowen *et al.* desenvolveram as pastilhas de vidro em 1991.[7]
- Em 1993, Brown cunhou o termo "pinça".[8]
- Em 2004, Pitts publicou o ICDAS (Sistema Internacional de Deteção e Avaliação da Cárie).[4]
- Em 2006, Bandlish R *et al.* publicaram o Tooth Restorability Index.[9]
- Em 2007, Young publicou CAMBRA, que significa Gestão da Cárie por Avaliação do Risco.[10]
- Em 2011, Esteves *et al.* apresentaram uma classificação dos dentes extensamente danificados.[11]

[12]**Donly KJ *et al.* (1999)** compararam o desempenho clínico de materiais de restauração posteriores polimerizados indiretamente por calor e pressão (CONCEPT) e de peças fundidas em ouro, utilizando os critérios do Serviço de Saúde Pública dos EUA. As restaurações foram avaliadas após 7 anos e classificadas como Alfa (ideal), Bravo (clinicamente aceitável) ou Charlie (clinicamente inaceitável) com base em variáveis como a correspondência de cores, descoloração da interface, cáries secundárias, desgaste, integridade marginal, textura da superfície, presença ou ausência de restaurações, etc. Concluíram que o conceito do sistema de restauração indireta posterior resulta em restaurações clinicamente aceitáveis, especialmente em pré-molares.

[13]**Mowafy O (2000)** comparou o tratamento de lesões cariosas extensas nos molares permanentes de uma criança com restaurações de compósito não metálico. Concluiu que a escolha atual de materiais de restauração estética para dentes posteriores se limita a compósito, porcelana/cerâmica ou porcelana fundida com metal. O compósito de resina parece ser mais utilizado do que outras restaurações por várias razões. As restaurações de resina composta colocadas diretamente são as menos dispendiosas dos três materiais, permitem uma melhor preservação da estrutura dentária e podem ser colocadas numa única consulta.

[14]**Pallesan U *et al.* (2003)** compararam obturações de compósito e inlays. Concluíram que as razões para o insucesso das obturações foram a fratura da restauração, cáries secundárias, fratura do dente, perda de contacto proximal e perda da restauração. As falhas ocorreram mais frequentemente em restaurações de molares do que de pré-molares, embora não tenha havido uma diferença significativa entre as obturações.

[15]**Jefferson R *et al.* (2005)** avaliaram a resistência de dentes tratados endodonticamente com retentores intrarradiculares com diferentes quantidades de estrutura coronária remanescente. Concluíram que os dentes sem estrutura coronal remanescente apresentaram resistência à fratura significativamente maior do que

os dentes com estrutura coronal remanescente (1 mm, 2 mm e 3 mm). Quando a coroa não foi completamente removida, a quantidade de dentina coronal remanescente não teve efeito significativo na resistência à fratura de dentes tratados endodonticamente com retentores radiculares.

[16]**Cheung W *et al.* (2005)** avaliaram o tratamento de dentes tratados endodonticamente com pino, núcleo e restauração final. Concluíram que os pinos não fortalecem os dentes tratados endodonticamente e, portanto, não devem ser usados rotineiramente. A principal função de um pino é manter um núcleo no lugar quando não há estrutura dentária suficiente para suportar a restauração coronal final. [9]**Bandlish R *et al.* (2006)** desenvolveram um método para medir a dentina coronal remanescente em dentes tratados com raiz e propuseram um índice para categorizar a capacidade de restauração de um dente. Concluíram que foi desenvolvido um índice de restaurabilidade dentária (TRI) para avaliar o valor estratégico da dentina remanescente para retenção e resistência. O TRI permitia pontuações de 0-3 em cada sextante com uma pontuação máxima de 18 por dente.

[17]**Leinfelder K *et al.* (2006)** avaliaram um sistema indireto de resina composta. Concluíram que a utilização de resina composta para um procedimento de restauração requer mais do que uma compreensão rudimentar do material. Os avanços na tecnologia adesiva e nos materiais compósitos (sistemas directos e indirectos) tornaram possível preservar e fortalecer a estrutura dentária, melhorando simultaneamente a estética natural e a resistência ao desgaste. Estes sistemas indirectos de compósito complementam e alargam a gama de alternativas de restauração disponíveis e ajudam o paciente, o técnico e o dentista a fazer uma escolha informada para diferentes situações clínicas.

[18]**Murphy F *et al.* (2009)** avaliaram a estrutura dentária coronal de dentes tratados com raiz preparados para restaurações de cobertura total e parcial. Desenvolveram uma técnica para medir o volume dos dentes preparados para restaurações de cobertura parcial. A percentagem de perda de volume da estrutura dentária coronal que ocorreu com a cobertura total em vez da parcial variou de 3,29% a 45,23%. O TRI (índice de restaurabilidade dentária) médio para dentes preparados para uma restauração de cobertura total foi de 7,5 em comparação com 10,7 para os mesmos dentes preparados para uma restauração de cobertura parcial.

[19]**Varian C *et al.* (2009)** avaliaram as opiniões actuais sobre a restauração de dentes tratados endodonticamente. Concluíram que os critérios para determinar as modalidades de restauração coronal de dentes tratados endodonticamente são a quantidade e a qualidade da estrutura dentária remanescente, a topografia e a morfologia coronal do dente, as forças oclusais funcionais que o complexo restauração/dente deve suportar, os requisitos para que a restauração incorpore o dente tratado num plano de tratamento de reabilitação oral abrangente e os requisitos estéticos.

[20]**Blank J (2010)** avaliou a restauração de dentes severamente danificados com um material de construção de núcleos de compósito fotopolimerizável (Build it light cure core material da Pentron Clinical Technologies, um material de compósito isento de bisfenol A especificamente concebido para polimerização profunda até 10 mm e com características de manuseamento ideais para permitir a adaptação em massa a preparações de núcleos vitais e a pinos endodônticos sem aderir ou criar espaços vazios).

Concluiu que, com um acesso visual desimpedido, os clínicos devem antes combinar manualmente o material do coto com a preparação e o pilar para minimizar o potencial de vazios que podem ocorrer quando se utilizam alternativas de compósito de polimerização dupla fluida. O material de matriz fotopolimerizável da Build-It tem propriedades físicas excepcionais, pode ser cortado como a estrutura do dente e a sua cor translúcida "tipo camaleão" mistura-se bem com a estrutura

dentária remanescente para criar uma preparação dentária vital. Quando são utilizados sistemas de restauração em cerâmica altamente estéticos, tanto o paciente como o dentista ficam satisfeitos com o resultado.
[11]**Esteves H *et al.* (2011)** classificaram dentes extensamente danificados para avaliar o prognóstico com base na estrutura dentária remanescente, considerações biológicas, factores oclusais, efeito de virola e relação coroa/raiz. Concluíram que as directrizes clínicas ajudam o dentista a fazer o diagnóstico e o plano de tratamento correctos, a evitar erros, a aumentar a previsibilidade do tratamento dentário e a melhorar a qualidade do serviço. Embora a reabilitação de dentes com danos endodônticos extensos esteja descrita na literatura, não foram publicadas directrizes clínicas.
[21]**Meshram P *et al.* (2011)** avaliaram as tendências recentes no diagnóstico de cáries (RVG, luz laser, método de deteção de condutividade eléctrica, Diagnodent, sistema de transiluminação digital de fibra ótica, sistema de luz infravermelha próxima, imagem multifotónica, termografia infravermelha, tomografia de coerência ótica, espetroscopia Raman, microimagem por ressonância magnética). Concluíram que as insuficiências dos métodos tradicionais de deteção de cáries (método visual, método do instrumento cortante, separação dos dentes e radiografia) e a necessidade de métodos adicionais são há muito reconhecidas. A complementação dos métodos de diagnóstico tradicionais com métodos avançados e mais sensíveis melhorará as rotinas de diagnóstico da cárie e, por conseguinte, o tratamento dentário e os cuidados prestados aos pacientes.
[22]**Fedrowicz *et al.* (2012)** compararam coroas unitárias com obturações convencionais para a restauração de dentes com preenchimento radicular. Concluíram que a escolha da restauração depende da quantidade de dente remanescente, o que pode afetar a sobrevivência a longo prazo e o custo, e que o desempenho clínico comparativo de coroas ou obturações convencionais para a restauração de dentes com preenchimento radicular não é claro.
[23]**Kumar L *et al* (2012)** avaliaram uma abordagem sistemática para restaurar dentes multirradiculares com cáries grosseiras: pino e núcleo de molde dividido. Concluíram que a adaptação da restauração de pino e núcleo fundido é crucial para garantir uma boa adaptação e ajuste. Com múltiplos pilares, o paralelismo dos pilares é necessário para o ajuste da restauração, mas nos casos em que as raízes divergem, são fabricados pilares e troquéis divididos para obter o ajuste correto da restauração.
[24]**Iftekhar H *et al.* (2013)** avaliaram o tratamento endodôntico de dentes grosseiramente cariados com estrutura dentária intrarradicular comprometida através do revestimento com pinos de fibra. Concluíram que o revestimento de pinos de fibra parece ser uma boa alternativa para a restauração de canais radiculares alargados. Os pinos de fibra revestidos têm um contacto mais próximo com as paredes do canal radicular do que os pinos não revestidos. Este procedimento pode ser utilizado para reconstruir dentes tratados endodonticamente quando a anatomia do canal não é perfeitamente redonda e existe uma perda significativa de estrutura dentária a nível coronal. Desta forma, é possível obter um excelente ajuste dos pilares individuais, o que não é possível com pilares pré-fabricados.
[5]**Kumar U *et al.* (2013)** avaliaram restaurações de amálgama pós-retidas. Concluíram que são provavelmente superiores às resinas compostas em termos de longevidade, especialmente quando utilizadas para restaurações de grandes dimensões e capeamento de cúspides. As ligas de material único mais recentes com elevado teor de cobre oferecem melhores propriedades, mas podem não proporcionar uma vedação tão boa como as amálgamas mais antigas. A amálgama pode ainda ser utilizada como material de eleição quando a estética não é um problema.

[25]**Ploumaki A *et al.* (2013)** avaliaram as taxas de sucesso de restaurações protéticas em dentes tratados endodonticamente e o tipo de falha. Concluíram que as coroas unitárias sobre pilares e núcleos fundidos e pilares pré-fabricados tiveram taxas de sucesso de 93% e 94%, respetivamente; nenhuma das diferenças foi estatisticamente significativa (nível de significância de 5%). A razão mais comum para o insucesso foi a descolagem. As coroas unitárias parecem ser a melhor modalidade de tratamento para dentes tratados endodonticamente.
[26]**Karaarslan E *et al.* (2014)** avaliaram o desempenho clínico de restaurações de compósito de Classe II directas e indirectas. Concluíram que não existiam diferenças estatisticamente significativas entre as restaurações de compósito directas e indirectas em termos de retenção, descoloração marginal, descoloração da superfície, continuidade de contacto proximal e cáries secundárias. As restaurações indirectas apresentaram menor rugosidade da superfície, sensibilidade pós-operatória e irritação dos tecidos moles do que as restaurações directas. O desempenho clínico das restaurações indirectas foi mais satisfatório do que o das restaurações directas.
[27]**Kashish J *et al.* (2014)** avaliaram estratégias para o controlo da cárie através da avaliação do risco, da prevenção e do tratamento. Concluíram que a medicina dentária moderna coloca desafios técnicos, estéticos e intelectuais ao dentista.
A medicina dentária de restauração é apenas uma parte da medicina dentária preventiva. As medidas não invasivas e preventivas devem ser exploradas antes de se iniciarem as medidas invasivas. É importante lembrar que a cárie é um processo dinâmico cuja gestão requer a determinação da atividade da cárie e a gestão do risco. A avaliação do risco de cárie do paciente é um fator importante na estratégia de gestão da cárie. A capacidade do dentista para motivar os pacientes e fazê-los seguir as instruções do médico também desempenha um papel importante na gestão da cárie. Para além dos fluoretos, existem novos produtos que ajudam o clínico na gestão não invasiva da cárie. Por conseguinte, os médicos devem ponderar cuidadosamente os benefícios e os riscos quando recomendam produtos ou estratégias de tratamento aos seus doentes.
[28]**Mattoo K *et al.* (2014)** avaliaram o uso de fundações fundidas para dentes posteriores grosseiramente cariados. Concluíram que um sistema de núcleo de pilar deslizante é uma forma eficaz e simples de restaurar dentes tratados endodonticamente onde o acesso é limitado e as raízes estão muito espaçadas.
[29]**Maheaswari R *et al.* (2014)** avaliaram a importância da largura biológica: zona crítica para uma restauração saudável. Concluíram que mesmo um comprometimento mínimo do tecido subgengival demonstrou ter efeitos prejudiciais sobre o periodonto. Como as dimensões da largura biológica variam entre indivíduos, devem ser avaliadas antes de planear a colocação subgengival da restauração. Se as dimensões forem consideradas inadequadas, pode ser realizado o procedimento corretivo mais apropriado - cirúrgico ou ortodôntico - para obter uma largura adequada. Os factores que devem ser considerados na colocação das margens subgengivais são o contorno adequado, o polimento e arredondamento correctos das margens gengivais, a fixação adequada da gengiva, a remoção cuidadosa do excesso de cimento e, finalmente, evitar a interferência da margem da restauração com a largura biológica.
[30]**Polesel A *et al.* (2O14)** avaliaram a restauração de um dente posterior tratado endodonticamente. Concluíram que a restauração adesiva direta, a restauração adesiva indireta e a coroa total tradicional são três opções terapêuticas para dentes posteriores unitários tratados endodonticamente. A quantidade de estrutura dentária saudável remanescente é o fator mais importante que influencia a abordagem terapêutica. As competências cirúrgicas do médico dentista são um aspeto crucial para o sucesso a longo prazo das inlays adesivas.

[31]**Deenadayalan E *et al.* (2015)** avaliaram o tratamento de dentes tratados endodonticamente severamente comprometidos com um pino e núcleo metálico fundido lock-and-key modificado. Concluíram que o pino e núcleo metálico fundido lock-and-key mencionado nesta série de casos pode ser um método eficaz para a restauração de molares com cáries graves, reduzindo o risco de fracturas radiculares.

[32]**Khursheed D *et al.* (2015)** avaliaram uma pós-restauração com compósito ligado a resina para um dente posterior severamente fracturado. Após 6 meses, o paciente apresentava-se sem dor e o exame clínico não revelou qualquer defeito à volta do dente restaurado. Além disso, o teste de vitalidade pulpar mostrou que o dente respondeu favoravelmente à estimulação térmica. Portanto, a restauração pós-suportada mostrou um bom prognóstico para um dente severamente fracturado.

[33]**Gupta G *et al.* (2015)** avaliaram os procedimentos de alongamento da coroa. Concluíram que o alongamento da coroa é um procedimento viável que permite a restauração de dentes com uma coroa clínica curta, cáries subgengivais extensas e fracturas dentárias subgengivais na junção dentogengival. Quando efectuado em condições clínicas ideais, o alongamento da coroa proporciona resultados satisfatórios tanto do ponto de vista funcional como estético.

[34]**Ismail A *et al.* (2015)** apresentaram o Sistema Internacional de Classificação e Gestão da Cárie (ICCMS™) como um exemplo de uma via de tratamento da cárie. Eles concluíram que este sistema é um conjunto abrangente de protocolos clínicos que abordam todas as decisões de diagnóstico, prevenção e restauração necessárias "para preservar a estrutura do dente e restaurar apenas quando indicado". A base do ICCMS™ assenta numa extensa análise crítica, investigação e feedback clínico sobre as melhores abordagens para passar dos cuidados mecânicos ou restauradores habitualmente utilizados em todo o mundo para um sistema que se concentra na prevenção, impedindo (controlando) a progressão de lesões iniciais de cárie e restaurando lesões de cárie moderadas ou extensas com o objetivo de preservar a estrutura natural do dente tanto quanto possível.

[35]**Pradeep K *et al.* (2015)** avaliaram a abordagem interdisciplinar para a reabilitação de dentes grosseiramente cariados por tratamento endodôntico e alongamento cirúrgico da coroa usando a técnica de cunha distal. Concluíram que os tratamentos endodônticos e periodontais coordenados com uma consideração cuidadosa das expectativas do paciente são cruciais para um resultado bem-sucedido e a satisfação do paciente.

[36]**Yang A *et al.* (2015)** compararam a espessura da dentina coronal remanescente e o risco de fracasso da restauração de compósito reforçado com fibra após o núcleo. Concluíram que a ausência da parede coronal poderia aumentar o risco de fracasso da restauração de compósito reforçado com fibra após o núcleo, enquanto o papel do efeito de virola ainda não é totalmente compreendido.

[37]**Young *et al.* (2015)** avaliaram o Sistema de Classificação de Cáries da Associação Dentária Americana para a prática clínica. Concluíram que o ADA CCS proporciona aos clínicos a capacidade de captar o espetro da doença cárie, desde a estrutura dentária clinicamente não afetada (saudável), passando por lesões iniciais não cavitadas, até lesões avançadas extensamente cavitadas. O ADA CCS suporta uma vasta gama de opções de gestão clínica necessárias para o tratamento de lesões de cárie cavitadas e não cavitadas.

[38]**Bansal R *et al.* (2016)** avaliaram o tratamento de molares mandibulares grosseiramente cariados com diferentes desenhos de pinos e núcleos de molde dividido. Concluíram que molares mandibulares grosseiramente cariados, onde todas as paredes estão ausentes, também podem ser tratados com sucesso com um pino e núcleo de molde dividido. Dependendo da extensão da divergência entre a raiz mesial e distal, que afecta a trajetória reta da remoção do padrão de cera,

podem ser fabricados pinos e núcleos divididos em várias unidades ou pinos e núcleos simples com pinos auxiliares para reter a coroa. A técnica de modelação direta em cera resulta num molde preciso. Dois pilares curtos na raiz divergente são suficientes para assegurar a retenção em vez de um pilar longo.
[39]**Sangur R *et al.* (2016)** avaliaram a restauração de dentes posteriores severamente danificados com coroas Richmond. Concluíram que a coroa Richmond é um sistema de pilar e coroa que proporciona retenção e suporte adicionais a um dente severamente cariado com muito pouca altura de coroa residual. Em situações em que há muito pouco espaço incisal, a coroa Richmond é uma opção de escolha para acomodar o núcleo, o cimento e a espessura da coroa. Por conseguinte, os casos devem ser cuidadosamente avaliados para selecionar a coroa Richmond como opção de tratamento.

A palavra latina cárie significa "podre" ou deterioração. Hoje sabemos que a cárie dentária é um processo de doença reversível-irreversível, complexo e multifacetado que é reversível até que a infeção não leve à cavitação.[40] Talvez seja a cárie dentária que aflige a humanidade com tanta frequência em todas as fronteiras geográficas, grupos etários, géneros e estatuto socioeconómico. É também a doença dentária mais comum no mundo.[41]
**A cárie dentária é definida de forma diferente por diferentes autores.**
A cárie é definida como um processo patológico pós-eruptivo localizado de origem externa que resulta no amolecimento da estrutura dentária e leva à formação de uma cavidade.
**(OMS)**[42]
A cárie dentária é uma doença microbiana irreversível dos tecidos calcificados dos dentes, caracterizada pela desmineralização da porção inorgânica e pela destruição da matéria orgânica do dente, levando frequentemente à cavitação. **(Shafer's 7ª edição 2012)**[43]
A cárie dentária é definida como uma doença oral multifatorial, transmissível e infecciosa causada principalmente pela interação complexa da flora oral cariogénica (biofilme) com hidratos de carbono fermentáveis da dieta na superfície do dente ao longo do tempo. **(7ª edição de Sturdevant, 2013)**[44]
A cárie dentária, também conhecida como cavidade, é uma infeção de origem bacteriana que provoca a desmineralização e destruição da estrutura do dente (esmalte, dentina e cemento). **(Wikipédia)**[45]
A cárie dentária é uma doença caracterizada pela destruição localizada de tecido duro dentário suscetível por subprodutos ácidos da fermentação bacteriana de hidratos de carbono da dieta. **(Glossário de termos-chave de Longbottom *et al.*)**[46]

**PREVALÊNCIA DE CÁRIES**

Nos países industrializados, a prevalência de cáries diminuiu na última década, as causas são multifactoriais (fluoretação da água municipal).

Nos países em desenvolvimento, a prevalência de cáries dentárias está a aumentar devido ao consumo crescente de hidratos de carbono refinados.

**CLASSIFICAÇÃO DA CÁRIE DENTÁRIA**

Diferentes autores classificam as cáries de diferentes formas.[43,44]

1. **Por localização**
   a) Cáries primárias
      - Cáries de fossas e fissuras
      - Cáries numa superfície lisa
      - Cáries radiculares
   b) Cáries secundárias (cáries recorrentes)
2. **De acordo com a direção do progresso**
   - Cáries para a frente
     Cárie inversa

3. **Dependendo da extensão**
    - Cárie inicial (reversível)
    - Cáries cavitadas (irreversíveis)
4. **De acordo com a taxa**
    - Cárie aguda (galopante)
    - Cáries crónicas (lentas)
    - Cáries detectadas
5. **De acordo com a profundidade de penetração histológica**
    - Cáries de esmalte
    - Cáries dentárias

**Classificação de cáries da OMS**

- **D1** - Lesão de esmalte clinicamente reconhecível com superfície intacta (não cavitada)
- **D2** Cáries clinicamente detectáveis limitadas ao esmalte
- **D** 3- Cavidades clinicamente detectáveis na dentina
- **D4-** Lesões que se estendem à polpa

## CAPÍTULO 1 CLASSIFICAÇÃO DOS PREPAROS CAVITÁRIOS

**1) Classificação de Black (início dos anos 1900)**[44]

(com base na(s) superfície(s) dentária(s) afetada(s))

rd**CLASSE I:** Superfícies oclusais dos molares e pré-molares, 2/3 oclusais das superfícies vestibular e lingual dos molares e superfícies linguais dos incisivos superiores. **(Fig.
1)**

**CLASSE II:** Todos os preparos que afectem a superfície proximal dos dentes posteriores. **(Fig. 2)**

**CLASSE III:** Preparações na superfície proximal dos dentes anteriores que não afectam o ângulo incisal. **(Fig. 3)**

**CLASSE IV:** Preparações na superfície proximal dos dentes anteriores, incluindo o bordo incisal. **(Fig. 4)**

**CLASSE V**: Preparações no terço gengival das superfícies facial e lingual dos dentes anteriores e posteriores. **(Fig. 5)**

**CLASSE VI:** Mais tarde acrescentada por SIMONS, a preparação nos bordos incisais dos dentes anteriores ou nas pontas das cúspides oclusais dos dentes posteriores. **(Fig. 6)**

**2) Classificação de acordo com Mount e Hume (1998)**[47]

**1) Os três locais das lesões cariosas**

**Sítio 1:** Covas, fissuras e defeitos de esmalte nas superfícies oclusais dos dentes posteriores ou em superfícies lisas. Estes incluem fossas vestibulares nos molares inferiores, sulcos linguais nos molares superiores e defeitos semelhantes, bem como lesões de erosão nos bordos incisais dos dentes anteriores e nas superfícies oclusais dos dentes posteriores. Inclui todas as lesões da Classe I de Black, mas também outras superfícies lisas.

**Local 2:** Descreve todas as lesões associadas a superfícies de contacto e inclui dentes anteriores e posteriores. Inclui todas as lesões de Classe II, III e IV de acordo com Black.

**Local 3:** Descreve todas as lesões que ocorrem perto da margem gengival, quer em esmalte quer em dentina, e que afectam toda a circunferência de um dente. Inclui a cavidade de Classe V de Black e estende-se às lesões da superfície radicular que ocorrem após a recessão gengival nas superfícies mesial ou distal do dente.

**2) Os quatro tamanhos das lesões cariosas**

**Tamanho 1: (mínimo)** é uma lesão que está tão avançada que já não pode ser remineralizada e está indicada uma intervenção cirúrgica.

**Tamanho 2: (moderado)** é uma lesão maior, mas ainda existe estrutura dentária saudável suficiente para suportar a restauração para além da remoção da cárie sem mais alterações da cavidade.

**Tamanho 3: (alargado)** é uma lesão mais extensa em que a estrutura dentária remanescente está em risco de falhar ainda mais devido ao desenvolvimento de um espaço na base de uma cúspide ou à perda de um canto incisal. A cavidade deve ser modificada e alargada até ao ponto em que a restauração possa acomodar a carga oclusal principal, de modo a que a estrutura dentária remanescente possa ser protegida de tensões excessivas.

**Tamanho 4: (extensa)** é uma lesão em que já houve uma perda grave da estrutura dentária, como a perda de uma cúspide num dente posterior ou o envolvimento do bordo incisal de um dente anterior.

## [4347]ETIOLOGIA - TEORIAS ACTUAIS E PASSADAS [,,48]

Desde os primórdios, foram avançadas numerosas teorias para explicar a etiologia da cárie dentária.

1) **A LENDA DOS VERMES**
O antigo texto sumério "A Lenda dos Vermes" continha a mais antiga referência à cárie dentária, por volta de 5000 a.C. Foi descoberto numa tábua de argila de uma antiga cidade da Mesopotâmia. Naquela altura, pensava-se que a cárie dentária era causada por vermes.

2) **A TEORIA DO HUMOR**
Os gregos acreditavam que a cárie dentária era causada pela interação de sucos ácidos e corrosivos e que um desequilíbrio entre estes ácidos conduzia à doença.

3) **TEORIA VITAL**
Tem sido postulado que a cárie começa no interior do dente, à semelhança da gangrena óssea.

4) **QUÍMICA**
Na **década de 1820, Parmly** sugeriu que um "agente químico" não identificado era responsável pela cárie dentária.

5) **TEORIA DOS PARASITAS**
**Em 1843**, **Erdl** relacionou os microrganismos com a causa da cárie dentária. Descreveu organismos filamentosos na membrana removida dos dentes.
Em **1847, Ficnus** propôs o termo "denticolae" para os microrganismos relacionados com a cárie e atribuiu a cárie dentária aos "denticolae".

6) **TEORIA DOS ACIDIFICANTES**
**Willoughby D. Miller** propôs a teoria mais amplamente aceite em **1882**. É uma mistura da teoria QUÍMICA e da teoria PARASITICA. Afirma que a cárie dentária é causada por ácidos produzidos por microorganismos na boca. Ele propôs dois estágios da cárie dentária: descalcificação do esmalte, levando à sua completa destruição, e descalcificação da dentina, seguida pela dissolução do resíduo amolecido como segundo estágio.
Desvantagens - A teoria não foi capaz de explicar a predileção de certas áreas de um dente pela cárie e o desenvolvimento de superfícies lisas não foi considerado por esta teoria.

7) **A TEORIA DA QUELAÇÃO PROTEOLÍTICA**
Foi proposto por **Schatz *et al.* em 1955**. Sugeriram que a cárie dentária é causada pela degradação microbiana simultânea dos componentes orgânicos e pela dissolução dos minerais do dente através do processo conhecido como quelação.
Desvantagens - verificou-se que a saliva e a placa dentária não contêm quantidades suficientes de substâncias para quelatar o cálcio em quantidades detectáveis
em esmalte.

8) **A TEORIA DO LEVANTE**
Foi proposto por **Levine em** 1997. **Ele** descreveu a relação química entre o esmalte e a placa bacteriana e os factores que determinam o movimento dos minerais da saliva ou da placa bacteriana para o esmalte e vice-versa como o **"mecanismo de acidificação"**.

9) **TEORIA BANDLIANA**
L.K. Bandlish deu mais ênfase ao desgaste na etiologia da cárie dentária. Segundo ele, os fluidos orais protegem a superfície do esmalte, formando uma camada protetora. Como resultado do desgaste, as fissuras tornam-se mais largas e a camada superficial de esmalte é removida juntamente com a lesão cariosa original. Esta nova camada de esmalte torna-se novamente protetora com a ajuda do fluido oral. A cárie desenvolve-se nos pontos de contacto onde o efeito protetor do fluido oral não está presente.

### 10) TEORIA SISTÉMICA

**Ken Southward** propôs esta teoria em **2010**, segundo a qual existe um controlo sistémico do processo carioso que ultrapassa os factores locais. Afirmou que todas as partes do corpo estão constantemente a mover-se entre estados de saúde e de doença com base no stress oxidativo e na correspondente resposta inflamatória.

## CAPÍTULO 2 MODELOS DE CAUSA E EFEITO - ANTES E AGORA

A cárie dentária é uma doença multifatorial. Na década de 1960, os factores envolvidos no processo de cárie, nomeadamente o dente, a placa bacteriana e a dieta, eram apresentados num modelo com círculos sobrepostos. Desde então, foram acrescentados ao modelo vários outros factores que podem alterar a experiência de cárie do indivíduo.[49]

**Factores primários**

1) Dente
2) Placa dentária/microrganismos
3) Dieta
4) Tempo

**Factores modificadores**

1) Saliva
2) Saúde sistémica
3) Sexo
4) Corrida
5) Herança
6) Ambiente geográfico
7) Profissão
8) Gravidez e aleitamento

Até à data, foram desenvolvidos vários modelos de causa e efeito sob a forma de Diagrama de Venn. **(Fig. 7,8)**

**MÉTODOS DE DIAGNÓSTICO DE CÁRIES**

Foram e estão a ser introduzidos vários métodos para diagnosticar a cárie. Para preservar a estrutura dentária e efetuar tratamentos dentários minimamente invasivos, as cáries devem ser reconhecidas o mais cedo possível. Desta forma, a progressão da cárie pode ser travada e pode ser evitado um procedimento cirúrgico mais invasivo.

Para a aplicação correcta de um teste de diagnóstico, o dentista deve estar ciente de duas características importantes do teste para uma determinada lesão, nomeadamente a sensibilidade e a especificidade.

**A sensibilidade e a especificidade** referem-se à capacidade de um teste para diagnosticar corretamente uma doença quando esta está realmente presente e excluir a doença quando esta não está presente. Assim, a utilização de vários testes de diagnóstico num único doente aumenta a eficácia do diagnóstico da cárie.[50]

1) **Queixas do paciente -** O paciente pode queixar-se da presença de um dente cariado ou de uma área descolorida no dente durante um período de tempo. As queixas do paciente também podem indicar se o processo de cárie levou ou não ao envolvimento da polpa.
2) **Exame visual e tátil -** É efectuado um exame visual minucioso, limpando os dentes, secando-os com ar comprimido e iluminando-os sob uma luz adequada. Isto revelará sinais de cárie, tais como descoloração acastanhada, opacidades ou cavitações abertas. O problema é que estes podem
as fossas e fissuras descoloridas normais são cáries, e é também
insuficiente para diagnosticar cáries incipientes.[47]

No passado, a penetração e a resistência à remoção de uma ponta exploradora, um "gancho", durante o exame tátil era interpretada como um sinal de desmineralização e enfraquecimento das estruturas dentárias (uma lesão cariosa). As sondas utilizadas foram:[51]

- Sonda de ângulo reto [N.º 6]
- Sonda para movimento inverso [N.º 17]
- Báculo de pastor [N.º 23]

- Chifre de vaca com extremidades curvas [N.º 2]

Por vezes, é difícil distinguir estas características da forma anatómica normal. De acordo com **Sturdevant,** um achado tátil sugestivo de cárie é uma cavitação na base da fossa ou fissura, que é reconhecida como macia ou pela ligação da ponta da sonda, e a ligação mecânica de uma sonda nas fossas e fissuras pode ser devida a causas não cariosas.[44] O explorador utilizado para o diagnóstico pode também dar resultados falsos positivos. A utilização de um explorador tem, por conseguinte, uma sensibilidade e especificidade baixas.

Devido à possibilidade de transferência de microrganismos cariogénicos de um local para outro, levando a receios de que a doença se espalhe ainda mais na mesma cavidade oral, e devido à aplicação descuidada que pode causar cavitação numa lesão incipiente previamente não cavitada, a utilização do explorador para o diagnóstico da cárie é substituída por métodos de diagnóstico visuais e outros.[49]

3) **Exame de raios X -** O exame de raios X é mais útil para detetar e determinar lesões cariosas que não são facilmente diagnosticadas por exame clínico, uma vez que o processo carioso leva à desmineralização, a área afetada do dente torna-se mais radiolúcida ou menos densa do que a parte não afetada. É necessária uma desmineralização de 40 % para que a cárie apareça radiolúcida na imagem de raio-X.[47]

**Radiografias convencionais -** Estas incluem radiografias intra-orais periapicais e bitewing, que fornecem imagens 2D de dentes cariados. Outras técnicas, como a radiografia panorâmica e oclusal, são raramente utilizadas na deteção de cáries. As radiografias periapicais são principalmente úteis para detetar alterações à volta das raízes e entre os dentes. As radiografias de bitewing são mais importantes para detetar lesões incipientes nos pontos de contacto.[49]

**Avanços na tecnologia de radiografia**

- **Xeroradiografia**
- **Radiografia de subtração digital**
- **Tomografia computorizada de feixe cónico**
- **Análise digital por raios X**
- **Imagiologia Terahertz**

  **Análise de imagem assistida por computador**

4) **Progressos no diagnóstico da cárie**

- **Transiluminação por fibra ótica (FOTI)**
- **Processamento digital de imagens FOTI**
- **Corantes**
- **Iluminação ultravioleta**
- **Imagiologia por ultra-sons**
- **Fluorescência de filtração endoscópica**
- **Imagiologia multifotónica**
- **Micro-imagem por ressonância magnética**
- **Lasers quantitativos de fluorescência induzida por luz**
- **Fluorescência laser quantitativa**
- **Deteção de cáries com díodos emissores de luz**
- **Fluoroscopia/imagiologia por luz infravermelha próxima**
- **Tomografia de coerência ótica**
- **Espectroscopia Raman**

**DENTE GROSSEIRAMENTE CARIADO**

Um dente severamente danificado é um dente que perdeu muita estrutura como resultado de cáries, falhas de restaurações anteriores, fracturas ou mesmo procedimentos associados ao tratamento endodôntico. A perda de tecido dentário e o enfraquecimento da estrutura remanescente representam um desafio para a reabilitação protética. O clínico deve ser capaz de avaliar a probabilidade de sucesso da restauração de dentes severamente danificados. As dimensões do tecido dentário remanescente, bem como vários factores biológicos e oclusais, devem ser devidamente avaliados de modo a estabelecer o plano de tratamento correto.[11]

**Protocolo clínico para o diagnóstico de dentes severamente danificados[11]**

**Esteves H *et al* (2011)** classificaram os dentes extensamente danificados com base no dano endodôntico, e alguns elementos de um plano de tratamento são obrigatórios para um dente severamente danificado:

- Remoção de todas as áreas cariadas e restaurações antigas para obter acesso à estrutura dentária remanescente.
- Eliminação de todas as infecções periodontais e controlo da placa bacteriana.
- Pré-determinação do valor do dente, por exemplo, se é importante para a oclusão ou para a estética.

**Condição endodôntica**

O dente remanescente deve ser avaliado em relação à extensão do tratamento endodôntico necessário: O tratamento pode ser efectuado sem complicações previsíveis, as complicações são prováveis de modo que o sucesso do tratamento é incerto, ou as complicações são irreversíveis e não podem ser resolvidas com tratamento endodôntico.

**[11]Classificação dos dentes com danos endodônticos extensos (Tabela 2)**

**Classe I**

**Efeito de ponteira:** Altura do dente residual > 2 mm em 4 locais (mesial, distal, vestibular, palatal ou lingual) e espessura das paredes do dente residual > 2,2 mm para uma restauração estética ou > 1,6 mm para restaurações não estéticas.

**Comprimento restante da raiz:** Pelo menos tão longo como a futura altura da coroa mais 5 mm para o fecho apical.

**Condição endodôntica**: O tratamento endodôntico pode ser efectuado sem complicações previsíveis. O prognóstico é bom.

**Classe II**

**Efeito de ponteira:** Altura do dente remanescente 0,5-2 mm ou largura das paredes do dente remanescente 1,6-2,2 mm com margens visíveis ou 1,2-1,6 mm com margens não visíveis.

**Comprimento restante da raiz:** inferior à altura da copa mais 5 mm, mas igual ou superior à altura da copa mais 3 mm.

**Condição endodôntica:** Sem complicações previsíveis ou com um resultado incerto. O prognóstico é moderado.

**Classe III**

**Efeito de ponteira:** Altura do dente remanescente < 0,5 mm ou largura da parede do dente remanescente < 1,2 mm ao nível da margem futura.

**Comprimento restante da raiz**: inferior à altura da coroa mais 3 mm.

**Condição endodôntica**: com complicações irreversíveis. O prognóstico é mau.

# CAPÍTULO 3 PLANEAMENTO DO TRATAMENTO

Existem vários factores que podem influenciar o plano de tratamento de um dente severamente cariado, nomeadamente

## 1- DENTIÇÃO

O tratamento varia consoante a idade do doente.

**a) Dentição primária**[52]

O tratamento endodôntico é indicado em casos de necrose pulpar ou de sintomas de pulpite. De acordo com o estado atual da investigação e da prática, a terapia pulpar também é necessária se uma radiografia mostrar uma lesão cariosa que penetre mais de metade da dentina ou se o processo carioso tiver levado à perda da crista marginal.

É importante avaliar a adequação do doente ao tratamento endodôntico. O estado geral de saúde do paciente deve ser verificado para garantir que não existem contra-indicações para o tratamento endodôntico, como é o caso de pacientes com doenças cardíacas congénitas ou com sistemas imunitários enfraquecidos. A atitude dos pais em relação ao tratamento e a capacidade da criança para cooperar com procedimentos morosos devem ser cuidadosamente avaliadas. A saúde dentária geral da criança, especialmente a experiência de cárie, deve ser tida em conta na elaboração de um plano de tratamento. No caso de uma dentição mal conservada que necessite de múltiplos tratamentos, a preservação complexa de um dente na presença de vários dentes comparáveis com prognóstico duvidoso é uma má medicina dentária pediátrica e deve ser evitada. Além disso, o tratamento do canal radicular deve ser evitado em dentes gravemente cariados que não podem ser restaurados mesmo após a terapia pulpar, por exemplo, dentes em que a cárie penetrou no fundo da câmara pulpar, dentes com reabsorção radicular avançada ou dentes que estão prestes a ser esfoliados.

Outro problema é a estreita relação entre as raízes dos dentes decíduos e o sucessor permanente em desenvolvimento. Durante a esfoliação, as raízes do primeiro são reabsorvidas, sendo necessário o uso de uma pasta absorvível durante o tratamento endodôntico. Também é importante lembrar que um trauma ou infeção num dente decíduo pode levar a danos no dente permanente.

**As várias modalidades de tratamento dos dentes de leite incluem**

- **Extracções equilibradas**

A preservação do comprimento da arcada é importante para uma boa função mastigatória e para a futura erupção da dentição permanente com um desenvolvimento ótimo da oclusão. Mesmo que seja preferível preservar um dente em vez de o extrair, deve ser sempre considerada uma extração equilibrada se tal for necessário. Uma extração equilibrada é a remoção de um dente do lado oposto da mesma arcada dentária. Uma extração compensatória, em que um dente é removido da arcada oposta, é mais difícil de justificar do que uma extração forçada. As extracções equilibradas raramente se justificam para incisivos primários. No entanto, a perda de um canino primário pode ter um impacto significativo na arcada dentária, pelo que uma extração equilibrada deve ser sempre considerada. Se for necessário extrair um molar primário, pode fazer mais sentido evitar o desvio com um mantenedor de espaço do que efetuar uma extração equilibrada.[52]

**Selagem indireta da pasta**

O objetivo deste tratamento é preservar a vitalidade da polpa no caso de uma lesão cariosa profunda, se a polpa não for diretamente afetada. Toda a dentina cariada deve ser removida, deixando uma fina camada de dentina saudável e não cariada. É aplicada uma camada de hidróxido de cálcio para estimular a formação de dentina secundária. O dente é restaurado com um material de restauração permanente sobre o penso.[52]

- **Selagem direta da celulose**

Este tratamento só é recomendado se ocorrer uma pequena exposição traumática durante a preparação da cavidade de uma polpa vital e não infetada. Um penso de hidróxido de cálcio é colocado diretamente sobre a polpa, seguido de um revestimento e restauração. Todo o procedimento é efectuado sob anestesia local e com o devido isolamento da contaminação por saliva.[52]

- **Técnicas de pulpotomia importantes**
    - **a) Pulpotomia vital com formocresol**
    - **b) Pulpotomia de desvitalização**
    - **c) Pulpotomia não vital**

**- Pulpectomia**

A pulpectomia está indicada quando a polpa não é vital ou está irreversivelmente inflamada. Embora esta técnica seja frequentemente considerada difícil devido à complexidade dos canais radiculares nos molares primários, os estudos clínicos demonstraram um prognóstico razoável. É efectuada a preparação da cavidade e a remoção da polpa coronal necrótica. Se a polpa radicular estiver necrosada, é necessário um procedimento de duas fases, mas se se revelar irreversivelmente inflamada, pode ser efectuado um procedimento de uma fase.[52]

**b) Próteses definitivas**

**- Incisivos permanentes imaturos**

Quando é indicado o tratamento endodôntico de um dente permanente imaturo com um ápice aberto, é necessária uma técnica de selamento da extremidade da raiz para formar uma barreira de calcificação contra a qual a obturação pode eventualmente ser condensada sem extrusão de material para o tecido perirradicular.[53]

As modalidades para o tratamento de dentes com um ápice incompletamente formado (ápice aberto) e uma polpa necrótica incluem o uso de -

- **Um cone personalizado (ponta romba, cone enrolado)**
- **Técnica de enchimento curto**
- **Cirurgia periapical (com ou sem selagem retrógrada)**
- **Apexificação (indução do fecho apical)**

São realçadas as técnicas de apexificação que utilizam diferentes formulações de hidróxido de cálcio para induzir a oclusão. O sucesso do tratamento de um dente imaturo sem polpa pode dever-se, em parte, aos efeitos antibacterianos e indutores de calcificação do hidróxido de cálcio.[53]

**- Molar permanente**

A idade do paciente e o desenvolvimento do dente devem ser tidos em conta, bem como o prognóstico de restauração a longo prazo do dente e a capacidade do paciente para tolerar um tratamento complexo durante um longo período de tempo. Se a exposição for grande e a vitalidade da polpa radicular tiver de ser preservada para permitir o desenvolvimento radicular, pode ser efectuada uma **pulpotomia**. Após a abertura da câmara pulpar coronal e a remoção do tecido pulpar, a área é lavada e seca. A hemostase da polpa radicular deve ser observada antes da aplicação do cimento ou pasta de hidróxido de cálcio e da colocação de uma restauração definitiva. Deve desenvolver-se uma barreira de calcificação junto ao penso e o desenvolvimento radicular deve continuar na presença de tecido pulpar saudável.

Se a polpa de um molar permanente jovem for considerada não vital, deve ser efectuado um tratamento endodôntico. Se a necrose pulpar ocorrer antes de o ápice estar completamente desenvolvido, o objetivo do tratamento é promover uma maior deposição de tecido calcificado na região apical. Os canais radiculares são cuidadosamente preparados, evitando danos no tecido apical e nas células da bainha radicular de Hertwig. De seguida, aplica-se hidróxido de cálcio. O tratamento endodôntico final é efectuado após a formação de uma barreira apical e o dente é então restaurado permanentemente.[52]

## 2- QUANTIDADE DE SUBSTÂNCIA DENTÁRIA PERDIDA

**Liviu** e **Gabriela Steier** introduziram novas directrizes em **2008** para facilitar as decisões de tratamento.[54]

**Regra de ouro**

A perda de estrutura dentária deve ser calculada através da determinação do rácio das paredes dentárias remanescentes. Pode ser utilizada uma fórmula para simplificar este cálculo.

As paredes dentadas representam as paredes de um cubo. Cada parede está ligada a cinco paredes. A comparação do rácio da parede com a situação ideal ajuda a quantificar a estrutura dentária remanescente em relação ao método de reforço e ao tipo de restauração necessária.[54]

**Cinco paredes e a sua presença ou ausência física:**

- Som do dente: 5/5 = 1
- Uma parede em falta: 4/5 = 0,8
- Duas paredes em falta: 3/5 = 0,6
- Três paredes em falta: 2/5 = 0,4
- Quatro paredes em falta: 1/5 = 0,2
- Cinco paredes em falta: 0/5 = 0.

De acordo com a classificação, o autor propõe a utilização da perda nas paredes do dente como critério para a seleção do procedimento restaurador **(Tabela 3)**, enquanto a perda na parede da dentina deve ser utilizada para a seleção do reforço **(Tabela 4).**[54]

**Avaliação mecânica da estrutura dentária perdida para conceber as características de resistência à retenção das preparações dentárias.**

**A) Extensão e tipo de destruição em relação à do dente[55]**

A destruição ocluso-apical é mais um problema de retenção do que um problema de resistência, uma vez que a construção da restauração encontra definitivamente forças de deslocamento na direção longitudinal.

A perda da área de concentração de tensões de um dente é um grande problema de resistência que requer certas características de desenho de restauração. A área deve ter "características de auto-resistência" para a parte restauradora da restauração. Estas incluem um grande volume, ângulos de parede oblíquos na direção do ponto de articulação, fundos planos e características de ponto de articulação adequadas para o centro da restauração.

**B) Perda parcial ou total da cúspide[55]**

Após a remoção de todo o esmalte minado, uma cúspide deve ser avaliada pela seguinte ordem

- Cúspide funcional ou não funcional:

  Em geral, a substituição de uma cúspide não funcional representa um problema maior para a manutenção da resistência do que a substituição de uma cúspide funcional.

- Tipos de planos inclinados afectados dos caninos (plano de trabalho ou de nivelamento):

  O tipo de carga no talude de trabalho é muito maior do que no talude de nivelamento.

- Largura da destruição (perda) em relação à distância intercuspídea:

Esta é a medida mais importante. Deve ser medida na direção buco-lingual para todos os dentes posteriores e nas direcções buco-lingual e mesio-distal para os dentes posteriores com mais de uma cúspide facial ou lingualmente.

- A perda parcial vestíbulo-lingual de uma cúspide na direção oclusal pode causar problemas de resistência e de retenção, que devem ser resolvidos aquando da conceção da restauração.

- A perda parcial mesio-distal da cúspide só pode causar problemas de resistência se não for acompanhada de uma perda buco-lingual.
- A perda parcial ocluso-apical de uma cúspide geralmente leva a um problema de retenção com um ligeiro problema de resistência. Este tipo de perda reduz o problema de resistência na estrutura dentária da cúspide restante devido à carga indireta dos elementos da cúspide restante.
- O comprimento da parte restante da lombada em relação à sua largura: É a segunda medida mais importante. O rácio ideal é igual ou inferior a um. Se o rácio for superior a dois, então as medidas de proteção e reforço da cúpula devem, em geral, ser integradas no desenho da restauração.
- Para restaurações com duas ou mais superfícies, a saúde ocluso-gengival da parede axial deve ter uma relação de 1:2 ou mais com a das paredes circundantes. Qualquer valor inferior a este compromete seriamente Retenção e resistência.
- A perda completa da cúspide coloca grandes problemas de retenção e resistência para a restauração. O desenho da restauração resultante deve incluir todas as características necessárias para substituir uma área de concentração de stress.

**C) Perda parcial ou total da berma ou da faixa de rodagem[55]**

Como essas cristas são elementos de alça entre as cúspides vestibular e lingual, elas devem ser consideradas sob vários aspectos:

A largura da perda parcial em relação à distância intercuspídea é a medida mais importante destes pontos de referência anatómicos. Está intimamente relacionada com a mesma medida para as perdas de cúspides e deve ser comparada antes de planear um desenho de restauração. Quanto mais próximos os rácios estiverem um do outro, maior será a probabilidade de o tratamento ser o mesmo. No entanto, quanto mais afastados estiverem os rácios, mais provável é que sejam necessárias características de desenho diferentes para a cúspide do que para as cristas.

O desvio buco-lingual da perda parcial da crista na direção dos elementos de cúspide funcionais ou não funcionais é uma observação importante que se correlaciona com a relação entre a largura e o comprimento da cúspide adjacente. A dimensão da largura da cúspide em forma de crista é um sinal mais positivo de resistência intrínseca do que a mesma direção numa área sem crista.

As cristas adelgaçadas na direção mesial ou distal (cristas marginais intersectantes e proximais) e na direção facial ou lingual são uma situação que é mais frequentemente observada em cristas oclusalmente afectadas. Uma espessura intacta e uniforme das cristas é importante em todas as dimensões, uma vez que a resistência intrínseca dos elementos de cúspide adjacentes diminui drasticamente quando são perdidos. A extensão do desbaste em três direcções também tem uma grande influência na resistência intrínseca da crista e dos elementos de cúspide combinados.

## 3) QUANTIDADE DE SUBSTÂNCIA DENTÁRIA REMANESCENTE

A extensão da estrutura dentária remanescente é um dos factores mais importantes e críticos na determinação do prognóstico para a restauração de um dente danificado. Existem provas de que as dimensões da dentina da coroa são importantes. Alguns estudos concordam que uma espessura de dentina < 1 mm aumenta o risco de fracasso. Esta espessura mínima é mais frequentemente atingida na área vestibular ou palatina/lingual do que na área interproximal após tratamento endodôntico e preparação do dente. O efeito de virola, ou seja, a necessidade de uma manga de 360° com uma altura de 2 mm (pelo menos 1,5 mm), foi descrito por Sorensen e Engelman em 1990. As dimensões mais pequenas estão associadas a um maior risco de fracasso.[11]

Um pilar só deve ser utilizado se não existir estrutura dentária suficiente para suportar o material do núcleo ou a restauração final. A altura do pilar deve ser sempre igual ou superior à da futura coroa, e a sua largura deve ser determinada pela largura do canal após o tratamento do canal radicular. Não é recomendado aumentar o diâmetro do pilar para aumentar a retenção, uma vez que isso levará a um enfraquecimento desnecessário da estrutura dentária remanescente.[11]

**A) Índice de restaurabilidade do dente**[9]

Foi apresentado por **Bandlish R *et al.*** em 2006.[9]

O dente foi dividido em seis secções iguais, compreendendo duas áreas proximais, duas vestibulares e duas linguais. Para cada sextante, foi analisada a contribuição da dentina coronal para a retenção e resistência. **(Fig. 9)**

A cada secção foi atribuído um sistema de pontos de 0 a 3.

- **Pontuação 0 - nenhum.** Não existe nenhuma parede de dentina axial em dois terços ou mais do sextante que está a ser testado (ou seja, uma caixa ou cúspide em falta), ou a dentina presente acima da linha de chegada é de uma altura tão baixa que não pode contribuir para a retenção e resistência de um núcleo ou coroa. Esta pontuação é apropriada quando é visível uma margem apicalmente ao bordo de uma parede em falta, mas existe apenas um pequeno bisel ou chanfro que engloba a dentina do preparo.
- **Pontuação** 1-Inadequada. A dentina coronal está presente no sextante, mas é insuficiente em termos de espessura, altura ou distribuição para contribuir de forma previsível para a retenção e resistência, na opinião do médico dentista. As paredes de dentina com menos de 1,5 mm de espessura (o eixo de uma broca de turbina tem 1,6 mm de espessura) ou com mais do dobro da altura da sua parte mais fina, enquadram-se nesta categoria.
- **Grau 2- Questionável**. Está presente mais dentina do que 1, mas com base na apreciação clínica não se pode dizer com certeza se contribui ou não de forma previsível para a retenção e resistência. Esta classificação só deve ser atribuída se o clínico não conseguir decidir se uma classificação de 1 ou 3 é mais adequada.
- **Grau 3- Adequado.** Existe dentina coronal suficiente em termos de altura, espessura e distribuição para o clínico estar confiante de que este sextante irá contribuir totalmente para a retenção e resistência do núcleo e da restauração final.

**B) Virola e efeito de virola**

A inclusão do conceito de "ferrule" ou "efeito ferrule" é considerada um dos princípios básicos para a restauração de um dente tratado endodonticamente. Pensa-se que o termo deriva dos termos latinos "ferrum" - ferro e "viriola" - bracelete, o que significa que a virola é uma banda circunferencial de metal fundido à volta da superfície coronal do dente. Foi demonstrado que uma virola com uma altura de 1,5-2 mm diretamente acima da margem melhora a sobrevivência a longo prazo de dentes tratados endodonticamente com pino e núcleo **(Fig. 10).** A restauração fundida envolve a restante estrutura dentária de paredes paralelas com uma banda metálica, "suportando" assim o dente, proporcionando resistência à deslocação e prevenindo fracturas.[56]

O efeito da ponteira é determinado por medições intra-orais verticais e horizontais. A medição vertical é efectuada a partir do bordo superior da margem gengival até ao bordo superior da parede dentária remanescente em 4 pontos: mesial, distal, vestibular e lingual ou palatina. Isto pode ser facilmente determinado utilizando uma sonda periodontal com um batente e uma régua endodôntica. Os valores são positivos se o topo do dente remanescente estiver acima da margem gengival **(Fig. 11a)** ou negativos se estiver abaixo.[11] **(Fig. 11b)**

A medida horizontal é a espessura das paredes do dente remanescente ao nível da margem da futura coroa em 4 pontos: mesial, distal, vestibular e lingual ou palatina **(Fig. 11c)**. Isto pode ser facilmente medido com um paquímetro, que é normalmente utilizado para medir a espessura da estrutura das próteses fixas. **(Fig. 11d)** Se o espaço não permitir a utilização de um paquímetro, pode ser utilizada uma sonda periodontal (com batente).[11] **(Fig. 11e)**

**C) Considerações biológicas e amplitude biológica**

Cáries, restaurações anteriores e fracturas podem afetar a largura biológica da estrutura remanescente e levar à acumulação de bactérias, inflamação, aumento da profundidade de sondagem, recessão gengival ou uma combinação destes problemas. Se a largura do sulco for normal (2-3 mm) e saudável e os ligamentos da gengiva anexa forem suficientes, as margens podem ser colocadas até 0,5 mm dentro do sulco. Se a estrutura do dente não for suficiente para permitir uma fixação adequada do tecido mole, podem ser necessários outros procedimentos (como o alongamento cirúrgico da coroa ou a extrusão ortodôntica) para obter resultados óptimos.[11]

**Amplitude biológica**

A manutenção da saúde das gengivas é uma das chaves para a longevidade dos dentes e a durabilidade das restaurações.[57] Neste contexto, a largura biológica actua como uma barreira contra a penetração de microorganismos no meio interno do ligamento periodontal e no tecido conjuntivo gengival e ósseo. Diz-se que é necessária uma distância mínima de 3 mm entre a margem da restauração e o osso alveolar para permitir uma cicatrização adequada e manter um periodonto saudável. Uma compreensão correcta da relação entre os tecidos periodontais e a dentisteria de restauração é essencial para assegurar a forma, a função, a estética e o conforto adequados da dentição.[29]

O conceito de largura biológica foi introduzido em **1961** por **Gargiulo *et al.*** que relataram uma certa uniformidade nas dimensões de alguns componentes do periodonto que formam a largura biológica. Foi descrito por Ingber e o termo "largura biológica" foi cunhado por **D. Walter Cohen.**

A largura biológica é definida como a dimensão do tecido mole ligado à parte do dente que é coronal à crista óssea alveolar **(Fig. 12).**[29]

Determinaram uma profundidade média do sulco de 0,69 mm, uma largura média do epitélio juncional de 0,97 mm (variação entre 0,71 e 1,35 mm) e uma largura média da inserção do tecido conjuntivo supra-alveolar de 1,07 mm (1,06 - 1,08 mm). A largura total do epitélio juncional e da inserção de tecido conjuntivo supra-alveolar, que forma a largura biológica, é de 0,97 + 1,07 = 2,04 mm (Fig. 1). As dimensões do periodonto não são constantes e variam consoante o alvéolo.

**Efeitos da violação da largura biológica**

Os procedimentos de restauração são tecnicamente exigentes e requerem uma compreensão abrangente da anatomia, função e condição dos dentes/implantes e da estrutura circundante. A colocação de margens de restauração dentro da largura biológica conduz frequentemente a inflamação gengival, perda de inserção clínica e perda óssea. Clinicamente, estes sinais de violação da largura biológica manifestam-se sob a forma de dor na margem da restauração, sangramento da área inflamada da margem gengival do dente afetado e recessão gengival.[29]

**Tipos de margens de restauração [29]**

As margens da restauração podem ser divididas numa das três categorias seguintes: - supragengival, equigengival e subgengival.

**I. Margem supragengival**

É o menos irritante para o periodonto e é fácil de preparar. O assentamento final e o acabamento das margens e a remoção do excesso de cimento são também os mais fáceis de realizar. Embora este tipo de margem tenha o menor impacto no periodonto, é inestético e só é preferido em áreas não estéticas.

**2. Aresta equivalente**

As margens equigengivais são facilmente fundidas ao dente e podem ser facilmente acabadas para obter margens lisas e polidas. No entanto, estas margens não são desejáveis, uma vez que se pensa que favorecem a acumulação de placa bacteriana e, por conseguinte, conduzem a uma maior inflamação das gengivas.

**3. Margem subgengival**

Pode ser estético, mas é prejudicial para a saúde periodontal, uma vez que actua como um irritante permanente para o periodonto. Muitos estudos demonstraram alterações qualitativas e quantitativas nos micróbios subgengivais, aumento do índice de placa, recessão gengival e profundidade da bolsa.

Exceder a largura biológica é mais comum quando se planeiam restaurações subgengivais em casos que estão fracturados ou cariados e localizados perto do rebordo alveolar. Também por razões estéticas, é muitas vezes necessário esconder as margens da restauração sob a margem gengival, ou seja, empurrá-las para o sulco, o que pode levar a uma violação da largura biológica.

**Avaliação da violação da amplitude biológica[58]**

Existem dois métodos para avaliar a amplitude biológica, nomeadamente

- **Método radiográfico**
- **Método clínico.**

**a) . Método radiográfico**

A avaliação radiográfica só é bem sucedida na violação interproximal da largura biológica, mas a violação da largura biológica é mais frequente nos ângulos das linhas mesiofacial e distofacial do dente. Por esta razão, as radiografias não são uma ferramenta de diagnóstico para o apinhamento dentário.[58]

**b) . Método clínico**

Se um doente sentir desconforto quando o nível da margem da restauração é avaliado com uma sonda, isto é uma boa indicação de uma violação da largura biológica. O método de diagnóstico mais importante é a sondagem óssea, que envolve a sondagem até ao nível do osso sob anestesia local. A largura biológica é determinada subtraindo a profundidade do sulco da medida resultante da sondagem óssea. Se esta distância for inferior a 2 mm, pode ser diagnosticada uma violação da largura biológica.[58]

**Correção da violação da largura biológica[29]**

A violação da largura biológica aquando da colocação da margem de restauração pode ser corrigida por dois métodos, nomeadamente

Remoção cirúrgica de osso na proximidade da margem da restauração.

-

- Extrusão ortodôntica do dente e subsequente deslocamento da margem para fora do osso.

Vantagem do procedimento cirúrgico:

Trata-se de um método rápido.

Obtém-se um resultado mais agradável quando se efectua o alongamento da coroa.

**D) Procedimento para o alongamento da coroa**

O alongamento da coroa é um procedimento cirúrgico que tem como objetivo aumentar a extensão da estrutura dentária supragengival para fins restauradores ou estéticos, posicionando a margem gengival apicalmente ou removendo osso de suporte, ou ambos **(Fig. 13).**

Os dentes severamente mutilados ou severamente cariados colocam muitas vezes problemas aos dentistas restauradores durante o tratamento, porque a altura da coroa clínica disponível é insuficiente. **(Academia Americana de Periodontologia)**

Portanto, ao tratar esses dentes, o alongamento da coroa é obrigatório antes do tratamento restaurador, levando em consideração o conceito de zona biológica **descrito** por **Garguilo *et al.* *em* 1961.** O conceito de alongamento de coroa foi introduzido pela primeira vez por **Cohen (1961).**

**Indicações**[33]

**As** indicações para o alongamento da coroa são

- Requisitos de recuperação
- Para aumentar a altura da coroa clínica que foi perdida devido a cáries, fracturas ou desgaste
- Para acesso a cáries subgengivais
- Produção de uma pinça para o restauro
- Para aceder a uma perfuração no terço coronal da raiz
- Para deslocar as margens das restaurações que afectam a largura biológica.
- Estética
- Dentes curtos
- Contorno irregular da gengiva
- Sorriso de borracha

**Contra-indicações e factores limitantes**[33]

- Relação insuficiente entre a coroa e a raiz
- Cáries não restauráveis ou fracturas radiculares
- Compromisso estético
- Furca alta
- Previsibilidade insuficiente
- Relação insuficiente entre as arcadas dentárias
- Comprometimento do periodonto vizinho ou da estética
- Espaço insuficiente para o restauro
- Sem capacidade de manutenção

**Correção do alongamento da coroa**[33]

**Ernesto** propôs a seguinte classificação:

**Tipo I -** Caracteriza-se pela presença de tecido gengival coronal ao rebordo alveolar suficiente para permitir a modificação cirúrgica do nível da margem gengival sem a necessidade de recontorno ósseo. Uma gengivectomia ou gengivoplastia é geralmente suficiente para alcançar a posição desejada da margem gengival, evitando lesões na largura biológica.

**Tipo II -** Caracteriza-se por dimensões de tecido mole que permitem o reposicionamento cirúrgico da margem gengival sem recontorno ósseo, mas ainda assim violando a largura biológica. Neste tipo, o alongamento da coroa é essencialmente dividido em duas fases, a fase 1 e a fase 2. Na primeira fase, é efectuada uma gengivectomia e a porção necessária da coroa é exposta. Após a cicatrização do tecido, é efectuada a fase 2, em que é realizada uma cirurgia de retalho e é feita a quantidade necessária de ostectomia para manter a largura biológica.

**Tipo III -** No Tipo III, a sondagem óssea pode revelar um cenário em que o reposicionamento da margem gengival resulta na exposição da crista óssea. É inadequado encaminhar estes pacientes sem apresentar uma férula cirúrgica derivada de um desenho estético adequado. Esse gabarito serviria como guia durante o procedimento cirúrgico, de modo que uma relação constante entre a coroa clínica esperada e o nível da crista óssea possa ser estabelecida após a reflexão do retalho e mantida durante o procedimento de corte ósseo. Os retalhos também devem ser reposicionados coronalmente em vez de apicalmente para maximizar a preservação dos tecidos e permitir as correcções previstas nas margens gengivais que ocorrerão após a cicatrização óssea estar completa.

Após uma cicatrização suficiente, pode ser efectuada uma gengivectomia para determinar a posição gengival final sem o risco de danificar a largura biológica.

**Tipo IV** - Este tipo é reservado para casos em que o grau de excisão gengival é comprometido por uma quantidade insuficiente de gengiva aderida. A posição marginal ideal só pode, portanto, ser alcançada com um retalho mucoperiosteal posicionado apicalmente, com ou sem contorno ósseo.

**Alongamento de coroas de restauração[59]**

Os objectivos do alongamento restaurador da coroa incluem

**1- Permitindo um resultado de restauro ideal:**

- Para obter acesso a cáries subgengivais, reabsorção radicular, perfurações posteriores.
- Para aumentar a altura da coroa clínica que foi perdida devido a cáries graves, fracturas de cúspides ou desgaste excessivo.
- Fornecimento de estrutura dentária adicional para um efeito de virola para além do pino e do núcleo.
- Melhorar a retenção axial e a forma da resistência para uma melhor previsibilidade a longo prazo.

**2- Manutenção da saúde do periodonto:**

- Ajuste do osso e dos tecidos moles para longe das margens da coroa proposta para evitar o impacto biológico após a cimentação da coroa.
- Para a eliminação de irritações/inflamações crónicas, queixas tecidulares e dores.
- Evitar o envolvimento da furca, em que a relação entre a coroa e a raiz é de, pelo menos, 1:1 e a remoção de osso e tecido mole dos dentes vizinhos é reduzida ao mínimo.

**Requisitos de diagnóstico**

Uma coroa clínica curta não pode ser avaliada apenas por inspeção visual. Por conseguinte, um exame abrangente que inclua um exame clínico, um exame radiográfico e uma análise do modelo de diagnóstico é essencial para uma reabilitação bem sucedida. O exame clínico deve determinar se a largura biológica periodontal foi violada. Durante o exame radiográfico, é tida em conta a relação entre a coroa e a raiz. Este fenómeno desempenha um papel importante na decisão final sobre a realização do alongamento da coroa ou da extração do dente.

**Procedimentos de restauração após o alongamento da coroa[60]**

O sucesso previsível das restaurações a longo prazo requer uma combinação de princípios de restauração e uma gestão correcta dos tecidos periodontais. A gestão incorrecta dos tecidos periodontais durante os procedimentos de restauração é uma causa comum de insucesso.

Quando uma restauração é colocada, deve ser mantido um periodonto intacto e saudável para preservar o dente ou dentes a restaurar. O tempo necessário para o tratamento de restauração após o alongamento da coroa varia entre 1 mês, 3 meses e até 6 meses.

Para além de estabelecer a linha do sorriso, o dentista deve avaliar a harmonia e o equilíbrio dos planos oclusais anterior e posterior, bem como os contornos gengivais anterior e posterior. Com base nestas projecções, o periodontista recontorna e reposiciona a margem gengival e o rebordo alveolar para obter uma aparência esteticamente agradável e uma saúde periodontal.

O planeamento exato do tratamento de restauração antes do alongamento cirúrgico da coroa seria benéfico para o dentista obter resultados adequados. Iniciar os tratamentos de restauração após a cicatrização adequada do local onde foi efectuado o alongamento cirúrgico da coroa também conduziria a melhores resultados.

**Sequência do tratamento (Allen, 1993)**[61]

Avaliação clínica e radiológica

1- **Controlo de cáries**
2- **Remoção de restaurações defeituosas**
3- **Inserção de restaurações provisórias**
   a. Controlo da inflamação
   b. Melhor avaliação do alongamento de coroa necessário
   c. Melhoria do acesso cirúrgico, especialmente interproximal
   d. Melhor previsibilidade da colocação dos bordos após o procedimento cirúrgico
4- **Tratamento endodôntico**
   a. Antes da operação
   b. Se tal não for possível, a conclusão tem lugar 4 a 6 semanas após a operação.
5- **Controlo da gengivite**
   a. Controlo da placa
   b. Remoção de tártaro e alisamento radicular
6- **Reavaliação para**
   a. Tratamento ortodôntico
   b. Terapia cirúrgica
7- **Cirurgia**

**Opções de tratamento para operações de alongamento de coroas**[33]

**Cirúrgico**

A) Gengivectomia

- Convencional (bisturi ou faca Kirkland)
- Laser
- Cauterização eléctrica

B) Gengivectomia de bisel interno com ou sem ostectomia (também conhecida como cirurgia de retalho com ou sem cirurgia óssea)

C) Posicionamento apical do retalho com ou sem ostectomia Combinado (SURGICAL
& NÃO CIRÚRGICO) - Tratamento ortodôntico

**Procedimento combinado (abordagem ortodôntica)**[58]

Nesta técnica, a terapia ortodôntica é efectuada em conjunto com a técnica cirúrgica. O aumento do comprimento da coroa clínica através da extrusão ortodôntica é útil se a extensão da reabsorção óssea cirúrgica à volta do dente afetado e dos dentes vizinhos for demasiado grande.

A principal vantagem deste procedimento é o risco reduzido para os dentes vizinhos com muito pouca alteração na relação coroa/raiz. A extrusão ortodôntica para o alongamento da coroa é de extrema importância na zona estética, uma vez que resulta numa melhor relação coroa/raiz e numa melhor estética do que o procedimento cirúrgico isolado. No entanto, o procedimento pode ser contraindicado devido a um rácio de comprimento radicular curto e a uma má forma da raiz, resultando num rácio coroa/raiz inadequado após a extrusão.

**E) Factores oclusais**[11]

A carga oclusal é também um fator importante na avaliação das hipóteses de sucesso da restauração de um dente danificado. Num estudo retrospetivo, **Sorensen** e **Martinoff** descobriram que a taxa de sucesso para coroas unitárias era de 94,8%, mas apenas 89,2% para pilares de prótese parcial fixa e 77,4% para pilares de prótese parcial removível. **Nyman** e **Lindhe** verificaram que as fracturas nos dentes pilares ocorriam mais frequentemente em dentes tratados com raiz. **Hatzikyriakos** e colegas relataram uma taxa de fracasso duas vezes maior em dentes tratados endodonticamente usados como pilares para próteses parciais fixas e removíveis do que em dentes não usados como pilares.[11]

## 4) SUPORTE PERIODONTAL

**Relação coroa/raiz**

É o rácio entre o comprimento do dente desde a oclusão até à crista alveolar do osso, comparado com o comprimento da raiz embutida no osso. Normalmente, este rácio deve ser de 1:3.

A elasticidade da membrana periodontal e do osso de suporte é responsável pela absorção e dissipação de grande parte da energia mecânica que actua sobre o dente. Quando estes tecidos de revestimento são reduzidos em tamanho, isto leva a um aumento do rácio coroa/raiz. A tensão é ainda mais exacerbada pelo aumento da área de superfície do dente exposta à carga quando a relação coroa/raiz é deslocada.

**Hemisecção**

Segmentos de dentes multirradiculares comprometidos endodonticamente e periodontalmente podem ser tratados por hemisecção.

A hemisecção é um procedimento no qual um segmento de um dente multirradicular que é comprovadamente irremediável ou irremediavelmente danificado periodontalmente é removido, deixando uma parte saudável restaurável do dente **(Fig. 14).**

**Indicações -**

1. O dente é afetado por cárie, fratura vertical da raiz, doença periodontal ou perfuração iatrogénica da raiz se apenas uma raiz de um dente multirradicular for afetada.
2. A raiz sobrevivente é acessível e pode ser tratada endodonticamente.
3. A raiz sobrevivente é estruturalmente capaz de suportar uma reparação com cavilha e núcleo.
4. A raiz do dente sobrevivente é alinhada de forma a proporcionar a tração correcta para a restauração protética fixa resultante.
5. A morfologia da raiz permite o acesso cirúrgico e o tratamento periodontal adequado da restauração final.

## 5) POSIÇÃO DOS DENTES

- A carga é mais elevada no segundo pré-molar e no primeiro molar **(Fig. 15).**
- Os dentes superiores estão mais carregados e são mais resistentes do que os **dentes** inferiores.
- As cargas funcionais são mais baixas nos dentes que enfrentam um pôntico, uma prótese e um dente oblíquo.
- Áreas de concentração de tensões: cristas marginais, cristas de intersecção, cúspides e transição entre a coroa clínica e a raiz clínica.
- Áreas intrinsecamente fracas: ponte de dentina fina, pavimento sub-pulpar exposto, bifurcação próxima, cemento, etc. não devem ser incluídas em futuras restaurações.
- A força de mordida nos primeiros e segundos molares variou entre 390 e

800 N (média de 565 N).

- A força média nos caninos e incisivos foi de 288, 208 e 155 N, respetivamente.

## 6) ANOMALIAS OCLUSAIS

Devem ser verificadas as anomalias oclusais, tais como mordida cruzada, rotação, inclinação, extrusão, intrusão e versão. Se precisam de ser corrigidas ortodonticamente.

No caso de anomalias oclusais menores e localizadas que não podem ser corrigidas por restaurações (dentes encostados no bordo, mordida cruzada menor, rotação ou **má oclusão**), devem ser feitos todos os esforços para prever o padrão de carga na estrutura dentária remanescente.

## 7) SUSCEPTIBILIDADE À CÁRIE

A suscetibilidade à cárie é uma caraterística inerente ao hospedeiro e ao dente a ser afetado por um processo carioso. Refere-se ao número de novas lesões que se podem desenvolver num indivíduo durante um determinado período de tempo.[51]

Se o índice de cárie for elevado, devem ser tomadas medidas preventivas para evitar futuras cáries e é aplicada uma restauração provisória (com flúor) antes de ser colocada uma restauração definitiva.

**Vários instrumentos de avaliação ajudam a determinar o risco de cárie de uma pessoa:**[44,49,51]

- História social
- Historial médico
- História dentária
- Exame clínico
- Análise do regime alimentar/nutrição
- Análises de saliva
- Utilização de fluoreto
- Higiene oral

**Avaliação do risco clínico de cárie:**

1) **Risco elevado:**
    - O doente tem um ou mais factores de anamnese positivos.
    - Foi efectuada uma terapia antimicrobiana.
    - Novas lesões incipientes.
    - No tratamento ortodôntico.
    - O plano de tratamento do paciente inclui um extenso tratamento dentário de restauração.
2) **2 dos seguintes factores estão presentes:**
    - Duas ou mais lesões cariosas activas.
    - Numerosas restaurações.
    - Maus hábitos alimentares.
    - Baixa salivação.

**Métodos de prevenção da cárie**

Um programa de prevenção da cárie é um processo complexo em que interagem muitos factores.

O principal objetivo de um programa de prevenção é reduzir o número de bactérias cariogénicas nas pessoas em risco. Os métodos preventivos são concebidos para limitar a desmineralização dos dentes causada por bactérias cariogénicas e para prevenir lesões cavitadas. Os procedimentos de controlo da cárie são procedimentos cirúrgicos concebidos para parar a progressão de lesões individuais e impedir a propagação de bactérias patogénicas a outras superfícies dentárias e, neste sentido, são procedimentos preventivos.[44]

**As medidas preventivas podem ser**

1) **Convencional**
    - Auxiliares de higiene oral
    - Alteração da dieta
    - Fluoretos
    - Selagem de fossas e fissuras
    - Restaurações de resina preventivas
2) **Avançado/Atual**
    - Laser
    - Vacina contra a cárie dentária
    - Probióticos
    - Arginina
    - Infiltração de cáries através de resinas
    - Alimentos e organismos geneticamente modificados

**CAMBRA (Caries Management by Risk Assessment) - O novo modelo de gestão da cárie[10]**

Proposto por **Young *et al.*** em **2007.[10]**

A experiência da cárie dentária e a gestão da cárie dentária estão no centro da gestão da cárie por avaliação do risco ou CAMBRA.

A abordagem CAMBRA foi proposta por um grupo de especialistas com base na literatura científica como um meio de avaliar o risco de cárie utilizando indicadores de doença, factores de risco e factores de proteção para determinar os protocolos ou intervenções clínicas adequados. Uma vez que o principal objetivo do CAMBRA é avaliar o risco de cárie do paciente e determinar abordagens preventivas e terapêuticas adequadas, o higienista dentário pode ser o membro mais importante da equipa dentária responsável pela criação, implementação e avaliação do CAMBRA.

**Ferramenta de avaliação CAMBRA[10]**

A ferramenta de avaliação da cárie foi desenvolvida em formatos que podem ser utilizados pelos dentistas para pacientes dos 0 aos 5 anos e para pacientes dos 6 anos aos adultos. A ferramenta de avaliação faz parte de uma abordagem global à prevenção e tratamento da infeção por cárie e é composta pelas seguintes secções.

a) **Indicadores de cárie -** baixo NSE (estatuto socioeconómico), problemas de desenvolvimento e presença de cáries, manchas brancas e restaurações colocadas nos últimos três anos.
b) **Factores de risco de cárie** - tipo e quantidade de estreptococos mutans (MS) e lactobacilos (LB), placa visível, raízes expostas, factores redutores de saliva e fluxo salivar insuficiente, petiscos frequentes, fossas e fissuras profundas e aparelhos ortodônticos.
c) **Factores de proteção contra a cárie -** fontes de flúor sistémicas e tópicas, fluxo salivar adequado e utilização regular de clorexidina, xilitol e pasta de cálcio e fosfato.
d) **Exame clínico** - presença de manchas brancas, descalcificação, restaurações e placa bacteriana, bem como culturas bacterianas e testes de fluxo salivar.

**Da ferramenta de avaliação do risco de cárie aos cuidados contínuos[10]**

Uma vez determinado o nível de risco do doente utilizando a ferramenta de avaliação do risco de cárie, o passo seguinte é desenvolver um plano de tratamento preventivo e terapêutico. Segue-se um resumo das directrizes clínicas da CAMBRA.

1. **O cuidador, o pai ou o doente responde às perguntas do formulário de avaliação dos riscos**

2. **Classificação do risco global de cárie como baixo, moderado, elevado ou extremo**

- **Risco baixo** - sem lesões dentárias, sem placa visível, com flúor ótimo, cuidados dentários regulares. **Risco moderado** - lesões dentárias nos últimos 12 meses, placa visível, flúor subóptimo, cuidados dentários irregulares.
- **Alto risco** - uma ou mais lesões cavitadas, placa visível, fluoretação insuficiente, falta de higiene dentária, elevada carga bacteriana, saliva deficiente, medicação, petiscos frequentes.
- **Risco extremo** - doente de alto risco com necessidades especiais ou hipossalivação grave.

3. **Realização de testes bacteriológicos e de saliva em função do nível de risco**
4. **Definição do plano de intervenção e de prevenção da cárie**

- **Pacientes com idades compreendidas entre os 0 e os 5 anos** - considerar os seguintes pontos para os prestadores de cuidados e pacientes, dependendo do nível de risco: testes à saliva e a bactérias, agentes antibacterianos, consumo de flúor, utilização e aplicação profissional de verniz de flúor, frequência de radiografias, frequência de check-ups regulares, instruções de higiene oral, xilitol e/ou bicarbonato de sódio, selantes e lesões existentes.
- **Pacientes com idades compreendidas entre os 6 anos e os adultos** - dependendo do nível de risco do paciente, devem ser considerados os seguintes aspectos: Frequência das radiografias, frequência dos exames de recordação de cáries, instruções de higiene oral, testes de saliva e bacteriológicos, agentes antibacterianos como a clorexidina e o xilitol, utilização de flúor e aplicação profissional de vernizes fluoretados, controlo do pH, cálcio e fosfato e selantes.

5. **Discussão de recomendações para cuidados domiciliários com base no nível de risco**
6. **Cuidados posteriores e reavaliação do nível de risco**

# CAPÍTULO 4 TRATAMENTO DE UM DENTE VITAL GROSSEIRAMENTE CARIADO

## 1) RESTAURAÇÕES DIRECTAS

Com as restaurações directas, o dente é preparado e o material de preenchimento é colocado na mesma consulta. As restaurações directas requerem geralmente menos destruição do tecido dentário intacto do que as restaurações indirectas.
As restaurações directas utilizam características especiais de retenção e resistência do molde (pinos, ranhuras, sulcos, ranhuras)
Quanto maior for a perda de estrutura dentária, mais provável será a indicação de uma restauração indireta.

**Tipos de recuperação direta**

- **Restauração direta com compósito**
- **Cobertura da cúspide com amálgama**
- **Restauração com proteção de pinos**

### A) Restauração direta com compósito

Um material compósito é definido como uma combinação de dois ou mais materiais significativamente diferentes com propriedades que são melhores ou superiores às dos componentes individuais. **[th](Edição Philips 10 )**

Desde a sua introdução no início dos anos 60, os materiais compósitos à base de resina têm sido amplamente utilizados para a restauração de dentes anteriores e posteriores.[62]

Quando utilizados corretamente, os compósitos têm muitas vantagens sobre outros materiais de restauração. Por exemplo, os compósitos podem ser utilizados em preparações muito conservadoras para as quais não é necessária uma espessura mínima. Podem ser colados à estrutura dentária e reproduzir esteticamente as propriedades ópticas do dente natural. Os compósitos podem ser polimerizados, se necessário, e oferecem um tempo de trabalho praticamente ilimitado.[62]

Por outro lado, os compósitos também apresentam desafios que anteriormente eram difíceis de ultrapassar. Em particular, a adesão ao dente pode deteriorar-se com o tempo, o que prejudica a adesão. Os compósitos têm um grau de conversão limitado, o que pode afetar as propriedades físicas e mecânicas, estão sujeitos à retração da polimerização e podem ser difíceis de utilizar em determinadas áreas da boca.[62]

**Terminologia de base**

**a) Ativação da luz**

Obtido através da utilização de um sistema iniciador sensível à luz e de uma fonte de luz
para ativação. **(Fig. 17)**

- Uma vez iniciada a cura, é necessário um tempo de exposição de 40 segundos ou menos para curar uma camada de 2 mm de espessura com luz, em comparação com vários minutos para materiais curados quimicamente.

**b) Profundidade de cura**

- A espessura de uma resina que pode ser convertida de um monómero para um polímero sob uma determinada condição de fotopolimerização é designada por profundidade de cura. ([th]**Edição Phillips 11). (Fig. 18)**
- Para sistemas que são activados com luz visível, a profundidade de cura é de 3-4 mm.
- Para sistemas activados por luz ultravioleta, a profundidade máxima de cura é de 1-2 mm.

c) **Grau de conversão**

- É uma medida da percentagem de ligações duplas de carbono gastas que foram convertidas em ligações simples para formar uma resina polimérica.
- Quanto maior for o grau de conversão, melhor será a força e a resistência ao desgaste.

d) **Retração de polimerização**

Durante a polimerização, as moléculas que existiam anteriormente a distâncias de van der Waal são ligadas entre si por ligações covalentes mais curtas, e a redução do volume livre dentro da estrutura do monómero, que se transforma num polímero mais densamente compactado, contribui para a contração global conhecida como retração de polimerização. **(Fig. 19)**

e) **Efeitos do encolhimento da polimerização**

A contração da polimerização pode levar a uma rutura da ligação entre o compósito e a estrutura do dente (esmalte ou dentina), o que, por sua vez, leva a...

- Microfugas
- Sujidade nos bordos
- Cáries recorrentes
- Sensibilidade pós-operatória

**Progressos nos compósitos de resina sintética:**

**Material compósito reforçado com fibras**[63]

Os materiais poliméricos reforçados com fibras são materiais compósitos constituídos por fibras de elevada resistência (reforço) incorporadas em matrizes poliméricas.

Um polímero reforçado com fibras (FRP) é um material compósito constituído por uma matriz polimérica na qual são incorporadas fibras de elevada resistência, como as fibras de vidro, aramida e carbono, fibras naturais, etc. Os FRPC são desenvolvidos utilizando fibras sintéticas ou fibras naturais e podem ser produzidos com ou sem cargas.

Os FRPC sintéticos têm vantagens únicas em relação aos materiais poliméricos monolíticos. Para além de uma elevada resistência e rigidez, estes compósitos têm uma longa vida à fadiga e adaptabilidade à função pretendida da estrutura. Também é possível obter melhorias adicionais com os FRPC sintéticos em termos de resistência à corrosão, resistência ao desgaste, aspeto, comportamento dependente da temperatura, estabilidade ambiental, isolamento térmico e condutividade.

As fibras naturais oferecem muitas vantagens técnicas e ambientais para a sua utilização em compósitos de reforço. Foram investigados muitos tipos de fibras naturais para utilização em plásticos, incluindo a juta, a palha, o linho, o cânhamo, a madeira, a cana-de-açúcar, o bambu, a erva, o kenaf, o sisal, a fibra de coco, a casca de arroz, o trigo, a cevada, a aveia, a sumaúma, a amoreira, a fibra de bananeira, a ráfia, a fibra da folha de ananás e o papiro, etc. As nanopartículas incorporadas numa matriz polimérica têm atraído um interesse crescente devido às suas propriedades mecânicas, ópticas, eléctricas e magnéticas únicas em comparação com os polímeros puros.

Os nanocompósitos poliméricos são constituídos por duas fases compostas por partículas inorgânicas na gama dos nanómetros, entre 1 e 100 nm, dispersas numa matriz polimérica.

Os polímeros podem ser divididos em dois tipos: Termoplásticos e termoendurecíveis. Os materiais termoplásticos dominam atualmente como matrizes para biofibras. Os termoplásticos mais utilizados para este fim são o polipropileno (PP), o polietileno e o cloreto de polivinilo (PVC), enquanto as resinas fenólicas, epóxidas e de poliéster são as matrizes termoendurecíveis mais utilizadas.

Embora os FRPC sintéticos tenham uma resistência mecânica superior, apresentam algumas desvantagens graves, como a elevada densidade, o custo elevado em comparação com os polímeros e as fracas propriedades de reciclagem e não biodegradabilidade. Por estas razões, os compósitos poliméricos reforçados com fibras vegetais naturais têm vindo a ganhar uma atenção crescente nos últimos anos como uma alternativa viável aos FRPC sintéticos. As fibras naturais têm atualmente muitas vantagens sobre as fibras sintéticas que as tornam atractivas como material de reforço em compósitos. Provêm de recursos abundantes e renováveis, assegurando um fornecimento contínuo de fibras e uma poupança significativa de custos de material para a indústria dos plásticos.

**Inserções de vidro[7]**

Foi desenvolvida uma alternativa ao compósito convencional **(Bowen *et al.* 1991)**, conhecida como restaurações de compósito "megafilled", em que a maioria da preparação da cavidade é preenchida com inserções de vidro beta-quartzo.

As pastilhas estão rodeadas por um compósito fotopolimerizável, que é ligado à pastilha através de um agente de ligação de silano. As pastilhas são fabricadas numa variedade de formas e tamanhos para se adaptarem à maioria das preparações cavitárias. **(Fig. 20)**

Quando são encaixados na cavidade, minimizam a contração de polimerização do compósito **(George e Richards, 1993).** A integração de inserções reduz a contração de polimerização e diminui o coeficiente de expansão térmica.

**Sistemas de aplicação disponíveis**

a) **Beta-Quartzo: inserções de vitrocerâmica**
   As pastilhas de quartzo Beta são fabricadas a partir de uma cerâmica de vidro fundido à base de silicato de lítio e alumínio com adição de ferro e enxofre. A superfície da pastilha é pré-silanizada. O líquido de silano Beta-quartzo está disponível para a ressilanização de pastilhas contaminadas na cadeira.
b) **Pastilhas de feldspato SDS**
   As pastilhas SDS (Schumacher Dental System, Alemanha) são feitas de cerâmica de feldspato com uma resistência à flexão 10-20 % superior à de outros sistemas de pastilhas.
c) **Inserções cerâmicas reforçadas com leucite**
   Os insertos Cerafil são constituídos por uma cerâmica dentária reforçada com cristais de leucite. O sistema cerafil oferece insertos cerâmicos cónicos e simétricos em vários tamanhos com instrumentos de preparação e diamantes de acabamento correspondentes.
d) **Inserções de cerâmica reforçada com leucite Sonic Sys**
   Os insertos Sonic Sys (Vivadent) são feitos de cerâmica de vidro reforçada com leucite. Os insertos Sonic sys permitem a preparação final e a restauração de uma cavidade aproximada não simétrica.
e) **Cerena inserções de vitrocerâmica**
   As pastilhas Cerena (Noediska Dental, Suécia) são feitas de cerâmica de vidro translúcida sem adição de pigmentos coloridos.

**Bigodes[64]**

É prática comum na indústria dos plásticos adicionar cargas e fibras aos homopolímeros para reduzir os custos de fabrico ou para obter as propriedades desejadas. Ao combinar diferentes cargas ou fibras com diferentes matrizes poliméricas, os compósitos poliméricos podem ser adaptados para obter combinações de propriedades que não podem ser facilmente obtidas com as matrizes poliméricas ou com os materiais de reforço isoladamente.

Nas últimas décadas, muitos materiais diferentes têm sido utilizados como materiais de reforço no fabrico de compósitos, com as fibras curtas a atraírem muito mais atenção do que outros materiais devido ao seu baixo preço e eficácia no reforço de polímeros.

Os bigodes são monocristais fibrosos curtos com um elevado grau de perfeição e uma relação comprimento/diâmetro muito grande.

De acordo com as teorias sobre compósitos de fibras curtas, é de esperar que os compósitos reforçados com fibras mais finas e mais fortes tenham propriedades mecânicas significativamente mais elevadas.

Em geral, os whiskers têm uma elevada resistência e rigidez devido à sua estrutura cristalina quase perfeita. Por conseguinte, os bigodes são considerados materiais de reforço mais eficazes do que as fibras convencionais, como as fibras de carbono e de vidro.

Recentemente, vários whiskers inorgânicos, como o carbonato de cálcio (CaCO3), óxido de alumínio (Al2O3), carboneto de silício (SiC) e titanato de potássio (K2Ti6O13) foram produzidos e utilizados no fabrico de materiais compósitos com várias matrizes poliméricas.

Vários investigadores observaram alterações significativas nas propriedades mecânicas dos polímeros reforçados com diferentes tipos de whiskers.

**Youxi *et al.*** referiram que o teor ótimo de whiskers de CaCO3 nos compósitos PEEK é de 15% a 20%, combinando as propriedades mecânicas e tribológicas do titanato de potássio 195. O efeito de reforço dos cristais capilares de CaCO3, que ajuda a aumentar a estabilidade térmica, a rigidez e a capacidade de carga do PEEK, foi também encontrado pelos mesmos investigadores noutro estudo.[66]

**Zhang *et al.*** investigaram as propriedades mecânicas e de desgaste de compósitos epoxídicos reforçados com whiskers de carboneto de silício e de óxido de alumínio. O seu estudo concluiu que estes dois whiskers melhoram significativamente o módulo de flexão e a resistência ao desgaste dos compósitos epoxídicos.[67]

No entanto, **Avella *et al.*** referiram que a adição de whiskers de SiC não tratados ao polipropileno conduziu a um aumento do módulo mas a uma diminuição da resistência à tração.[68]

**Wang *et al.*** demonstraram que os whiskers de ZnO têm um melhor efeito de reforço no nylon do que as partículas de ZnO. O nylon reforçado com whiskers de ZnO apresentou uma maior resistência à tração e dureza na maioria das combinações de materiais desenvolvidas.

**G-Aenial**

O G-aenial é uma restauração de compósito híbrido microfiller radiopaco, fotopolimerizável, com uma combinação de cargas, incluindo dois tipos de cargas pré-polimerizadas **(PPF).**

As cargas pré-polimerizadas contribuem para o seu excecional efeito camaleão e para a baixa tensão de retração.

G-aenial é isento de Bis-GMA, a matriz consiste numa mistura de UDMA e comonómeros de dimetacrilato.

O G-Aenial utiliza uma combinação de canforoquinona e amina como catalisador. A ativação por luz pode ser realizada com uma luz de cura de halogéneo de quartzo, plasma ou LED.

**Materiais de resina composta de enchimento a granel[68]**

Foram recentemente introduzidos materiais fluidos com uma composição química que permite uma profundidade de cura de 4 mm.

A gama de cores é limitada e são mais translúcidos do que o esmalte, o que aumenta a capacidade de penetração da luz no material e permite uma maior profundidade de polimerização. Também contêm uma quantidade de carga semelhante à dos materiais de restauração fluidos convencionais, pelo que a sua força e resistência ao desgaste podem ser clinicamente limitadas. A contração observada está no limite inferior da categoria de materiais fluidos. O baixo módulo proporciona uma oportunidade para reduzir a tensão de contração.

A sua natureza fluida adapta-se facilmente à superfície da cavidade com um mínimo de manipulação. O baixo módulo e a baixa retração resultam numa baixa tensão de retração. Devido à maior profundidade de cura, são necessários menos incrementos, o que resulta numa poupança de tempo. As preocupações estéticas e clínicas são atenuadas pela utilização de um material de preenchimento universal ou outro material de preenchimento posterior na superfície oclusal.

**Resinas compostas de enchimento a granel**

Alguns fabricantes desenvolveram um "método de aplicação convencional" para os compósitos bulk-fill (exemplo: Tetric EvoCeram® Bulk Fill, Ivoclar Vivadent, X-tra Fil, VOCO America). Estes materiais são colocados em incrementos de até 4 mm e podem curar até esta profundidade. A composição destes materiais foi modificada de várias formas para permitir uma maior profundidade de cura com menos contração e tensão de contração do que as gerações anteriores de materiais compósitos. Estas alterações no comportamento das resinas compostas foram conseguidas, entre outras coisas, através de quantidades maiores ou outros fotoiniciadores que permitem uma maior profundidade de cura, bem como novos tipos de monómeros e cargas elásticas que minimizam a contração durante a polimerização do material.

**Obturações em massa fluidas como "substituto da dentina"**

Uma classe de compósitos fluidos mais recentes (por exemplo, SureFil® SDR® flow Posterior Bulk Fill Flowable Base, DENTSPLY Caulk, X-tra Base, VOCO America; Venus® Bulk Flow, Heraeus, HyperFil DC™, Parkell) está indicada para utilização como base de preenchimento em bloco (substituto da dentina) sob restaurações posteriores de compósito e pode ser preenchida em camadas até 4 mm de profundidade. A capacidade de colocar esta quantidade de material num único incremento significa uma poupança de tempo significativa e, embora o conceito pareça bastante simples, existem alguns requisitos importantes que um material deve cumprir para esta indicação específica. De acordo com os fabricantes, estes incluem uma maior profundidade de cura, uma viscosidade que se adapta facilmente às paredes internas da cavidade sem a necessidade de manipular o material e uma baixa contração de polimerização.[68]

Devido à sua natureza transparente e à sua menor proporção de partículas de carga, os materiais fluidos de enchimento a granel requerem um material compósito convencional como "camada superior de esmalte".

**Entrega sónica de plásticos compósitos**

O SonicFill™ (Kerr Corporation) é constituído por uma resina composta patenteada e uma peça de mão sónica que se encaixa num acoplamento de peça de mão convencional de alta velocidade. A energia sónica gerada pela peça de mão provoca uma alteração drástica na viscosidade da resina composta, de modo a que esta se comporte como um revestimento fluido quando colocada e se adapte às superfícies internas da preparação da cavidade. Embora o material de enchimento tenha cerca de 86% de peso, os aditivos especiais do compósito permitem que as partículas de enchimento deslizem umas sobre as outras muito facilmente quando são activadas pela energia sónica da peça de mão. Pode preencher todos os intrincados ângulos de linhas e pontos da mais complexa preparação da cavidade na região posterior de forma muito precisa e uniforme. Assim que a energia sónica é removida, o material compósito volta gradualmente a uma viscosidade mais elevada, permitindo que a restauração seja moldada na sua forma morfológica mais precisa. O material é então polimerizado com luz e acabado com técnicas tradicionais.

Outra caraterística única do SonicFill é o facto de ter uma contração de polimerização de aproximadamente 1,6% e poder ser preenchido como uma massa de preenchimento até uma profundidade de 5 mm, continuando a polimerizar mais de 97% totalmente no ponto mais profundo. Ao contrário de outros materiais de preenchimento em massa fluidos existentes no mercado, o SonicFill não requer uma camada nano-micro-híbrida separada como incremento oclusal final.[68]

**Hoon *et al* (2013)** efectuaram um estudo sobre a análise térmica da polimerização de resina composta preenchida a granel utilizando diferentes modos de fotopolimerização, dependendo da profundidade de cura e da aproximação à parede da cavidade. Concluíram que, durante a fotopolimerização da resina composta, a temperatura no centro da cavidade era mais elevada do que na superfície exterior ou nas paredes interiores da cavidade preparada.[69]

**Ilie *et al* (2011)** realizaram um estudo para analisar o comportamento de retração de um material compósito inovador para restaurações dentárias baseado num sistema de resina que supostamente controla a cinética de polimerização através da incorporação de um grupo fotoactivo na resina. O compósito fluido experimental apresentou os valores mais baixos para a tensão de contração e a taxa de contração em comparação com os compósitos de metacrilato convencionais, mas tinha apenas propriedades micromecânicas médias.[70]

B) <u>Capeamento da cúspide com amálgama</u>

No capeamento de cúspides, as cúspides dos dentes são substituídas por obturações. **(Fig. 21)**

Normalmente, as cúspides precisam de ser capeadas ou substituídas devido a cáries ou como resultado de um trauma, como uma fratura dentária. O capeamento de cúspides também pode ser utilizado para fortalecer dentes gravemente danificados e pode mesmo ser utilizado como base para a colocação de coroas.[71]

**Indicações para o capeamento de cúspides com amálgama[71]**

- Para substituir a substância dentária em falta devido a fracturas, cáries ou traumatismos.
- Se for necessário fechar uma ou mais cúspides
- Quando é necessária uma maior resistência e uma forma de retenção mais elevada.
- Utilizado como alternativa à restauração indireta.
- Restaurações finais.
- Fundamentos.
- Restaurações de controlo para dentes com um prognóstico pulpar ou periodontal questionável.
- Restaurações de controlo para dentes com cáries agudas ou graves. Ao decidir sobre a adequação de uma restauração complexa de amálgama, devem ser tidos em conta os factores discutidos nas secções seguintes.

**Contra-indicações[71]**

- Desarmonia oclusal.
  Estética
- Se o dente não puder ser restaurado com restaurações directas por razões funcionais e anatómicas.

**Critérios para o capeamento de cúspides com amálgama**

- Se o contorno oclusal se estender por mais de metade da distância de um sulco oclusal primário (central, facial ou lingual) até à ponta da cúspide através da inclinação da cúspide, deve ser considerado o capeamento da cúspide. **Fig. 21(a)**

- Se a margem da preparação for alargada em dois terços ou mais, é normalmente necessário tapar as cúspides.
    a) Para proteger a estrutura fraca e subjacente da raiz do dente contra fracturas causadas pelas forças de mastigação.
    b) Remoção da margem oclusal numa zona muito utilizada e desgastada.

**Forma de resistência e de retenção**

Se as características de retenção convencionais não forem suficientes devido a uma estrutura dentária remanescente insuficiente, a forma de retenção pode ser melhorada utilizando postes, ranhuras e extensões de ranhuras electivas. As características de retenção necessárias dependem da quantidade de estrutura dentária remanescente e do dente a ser restaurado. Quanto maior for a perda de estrutura dentária, mais elementos de retenção auxiliares são necessários. Pinos, ranhuras e moldes em forma de caixa proporcionam uma resistência adicional à restauração.[71]

**Estado e prognóstico do dente**

A condição e o prognóstico do dente determinam o tamanho, o número e a colocação dos elementos de retenção. As restaurações maiores requerem geralmente mais retenção. Para dentes mais pequenos, dentes com cavidades profundas e dentes sintomáticos, o tamanho, o número e a posição dos elementos de retenção requerem mais cuidado. Se não forem tomados cuidados, existe o risco de irritar ou expor a polpa.[71]

**Oclusão, estética e economia**

As restaurações complexas de amálgama são por vezes indicadas como restaurações provisórias para dentes que requerem modificações oclusais extensas, desde alterações dimensionais verticais até à correção de discrepâncias no plano oclusal. Quando a estética é a principal preocupação, uma restauração complexa de amálgama pode não ser o tratamento de eleição devido à apresentação metálica. Se o custo das restaurações indirectas for um fator importante para o paciente, a restauração complexa direta de amálgama pode ser uma opção de tratamento adequada, desde que sejam incluídos moldes de resistência e retenção adequados.[71]

**Amálgama ligada**

Para ultrapassar uma das principais desvantagens da prata, nomeadamente o facto de não aderir corretamente às paredes da cavidade, foram desenvolvidos sistemas adesivos para unir a amálgama ao esmalte e à dentina. Isto também melhora a adesão, a incapacidade de reforçar a estrutura dentária remanescente e a necessidade de remover a estrutura dentária saudável para conseguir a retenção.[72]

As primeiras tentativas documentadas para aumentar a retenção de uma restauração de amálgama datam de **1897**, quando foi descrita pela primeira vez uma técnica em que uma fina camada de cimento de fosfato de zinco era aplicada nas paredes da cavidade e a amálgama era imediatamente condensada no cimento húmido. [10]Mas foi só na **década de 1980,** quando dois fabricantes japoneses começaram a desenvolver adesivos de resina composta que melhoravam a ligação a superfícies metálicas após abrasão a ar, que o interesse se centrou na ligação de restaurações de amálgama.[72]

A utilização do Panavia F 2.0 (Kuraray) ou do Rely X ARC (3M Espe) como agentes de ligação foi recomendada por vários autores para a ligação de restaurações de amálgama.[72]

**Indicações[73]**

- São indicados em situações que justificam uma retenção adicional, reforço da estrutura dentária remanescente, preparação conservadora e melhor selamento marginal.

- Lesões cariosas extensas na região posterior onde o paciente não pode pagar restaurações e coroas metálicas fundidas mais caras.
- Também permite a utilização de amálgama em dentes com baixa altura gengival-oclusal, onde as incrustações pós-fixadas convencionais são difíceis de colocar.
- Pode ser utilizado como uma restauração temporária que pode mais tarde ser reduzida a um núcleo sob um molde de gesso.
- Pode ser utilizado como selante de amálgama.

**A amálgama pode ser colada ao dente com um sistema adesivo, que tem, entre outras,** as seguintes **vantagens**[73]

- Redução da microinfiltração
- Redução da ocorrência de cáries recorrentes
- Redução da inflamação da polpa
- Redução da sensibilidade pós-operatória
- Aumento da resistência à fratura do dente
- Redução da deflexão dos caninos
- Tratamento de uma cúspide fissurada
- Preservação da substância dentária
- Aumento da retenção

**Desvantagens e restrições**[73]

- É tecnicamente exigente, uma vez que a amálgama tem de ser inserida na cavidade enquanto o adesivo ainda está húmido.
- Os resultados a longo prazo do seu desempenho clínico ainda não estão documentados para provar o seu sucesso.
- As experiências demonstraram que a ligação da amálgama não tem efeitos permanentes quando exposta a stress térmico.
- A estabilidade hidrolítica da ligação durante um período de tempo mais longo é questionável.
- Aumenta o custo de uma restauração de amálgama.

**Goncalves *et al* (1998)** relataram um caso em que um segundo molar inferior esquerdo não vital, com espaço interoclusal limitado, foi restaurado com uma restauração de amálgama de prata colada. Após 3 anos, a restauração apresentava uma excelente função. As restaurações de amálgama coladas podem ser benéficas nestas situações especiais em que apenas está presente uma retenção mínima na cavidade.[74]

**Smales *et al* (2000)** reviram a literatura sobre restaurações de amálgama coladas e avaliaram o comportamento de fracasso, fratura marginal e descoloração marginal de 366 restaurações de amálgama Permite-C revestidas com cinco resinas de ligação à dentina (Scotchbond 2, Panavia Ex, Amalgambond, Amalgambond Plus, Geristore) e um verniz cavitário de poliamida (Barrier).[75]
Verificaram que não havia casos de sensibilidade pulpar persistente ou cáries recorrentes. A deterioração marginal das restaurações foi avaliada indiretamente utilizando fotografias comparadas com dois conjuntos padrão de lâminas a cores ampliadas. A maioria das pontuações de fratura marginal e descoloração marginal foram baixas e não diferiram entre os seis materiais de restauração em nenhum momento.[75]

**Worsket (2013)** concluiu que as restaurações de amálgama coladas são mais duradouras do que as restaurações de amálgama não coladas e oferecem benefícios significativos aos pacientes. Os clínicos podem sentir-se confiantes em oferecer restaurações de amálgama com ligação aos seus pacientes como uma melhor alternativa às restaurações de amálgama sem ligação.[76]

## C) RESTAURAÇÕES SUPORTADAS POR PINOS

A restauração de dentes com cáries graves para um estado ótimo de saúde, função e estética continua a ser um desafio para todos os dentistas que realizam cirurgias.

A maioria dos dentes pode ser restaurada rotineiramente com resina ou amálgama. No entanto, se o tamanho da preparação for muito extenso devido a cáries ou traumatismos e a estrutura dentária remanescente for insuficiente, torna-se difícil conseguir uma forma óptima de resistência e retenção para uma restauração direta. Para a restauração de dentes danificados e partidos, podem ser utilizadas medidas de retenção adicionais sob a forma de pilares.[77]

**Markley** referiu pela primeira vez a utilização de pinos de amálgama **em 1958.**

Uma restauração **pós-retida** é qualquer restauração que requer a colocação de pilares na dentina para proporcionar uma retenção e resistência adequadas à restauração.

**Indicações[78]**

- Os pilares são indicados como um auxiliar de retenção para dentes severamente partidos ou mutilados.
- Para dentes com um prognóstico desfavorável, dentes afectados endodonticamente ou periodontalmente. As restaurações suportadas por pinos são mais úteis do que tratamentos comparativamente caros.
- Os pinos podem ser utilizados em fundações para metal sólido ou parcial ou metal

Restaurações em cerâmica.

**Componentes das canetas[78]**

- Caneta
- Perfurar
- Chave inglesa

**Classificação das canetas[78]**

- Pinos directos ou pinos não paralelos
    - Pinos cimentados
    - Pinos de bloqueio por fricção
    - Parafuso auto-roscante
- Pinos indirectos ou pinos paralelos

**Pinos cimentados**

- Introduzido por **Markley. (Fig. 22)**
- Os pinos são 0,00Г-0,002" mais pequenos do que os seus canais de pinos e a diferença de diâmetro proporciona espaço para o meio de cimentação.

**Vantagens**

Uma vez que são cerca de 0,001-0,002" mais pequenos do que os seus canais de pinos, provavelmente assentam na profundidade total do orifício do pino.

1. Uma vez que são mantidos passivamente na dentina, praticamente não exercem tensão sobre a dentina circundante.
2. O risco de micro-fugas é reduzido.
3. Podem ser cortados ou dobrados na sua forma final antes de serem fixados nos orifícios dos pinos.

**Desvantagens**

1. Proporciona menos aderência em comparação com os pinos roscados ou bloqueados por fricção.
2. É difícil inserir o cimento no orifício do pino e localizar o orifício depois de o cimento ter sido inserido.
3. Um pilar mal cimentado pode deslocar-se quando o material de preenchimento é inserido.

**Pinos à prova de fricção**

- Introduzido por **Goldstein** em **1966 Fig. 22(a)**
- Os pinos são 0,001" maiores do que os seus canais de pinos e, assim, utilizam a elasticidade da dentina para segurar os pinos cónicos.

**Vantagens**

1. Não é necessário cimento, pelo que não é preciso esperar que o cimento endureça.
2. Os pinos ganham estabilidade assim que são inseridos.
3. Melhor retenção do que com postes cimentados.

**Desvantagens**

1. O comprimento do pilar é determinado por tentativa e erro. O pilar não pode ser removido da dentina após a inserção e cortado no comprimento desejado.
2. Dobrar, contornar ou martelar nos orifícios dos pinos provoca tensão na dentina.
3. A microinfiltração é maior do que nos pilares cimentados se a restauração sobrejacente estiver a vazar.

**Parafuso auto-roscante**

- A utilização de parafusos sem cabeça foi descrita por **Going** em **1966. Fig. 22(b)**
- Com esta técnica, os pinos são 0,0015"-0,002" maiores do que os seus canais de pinos.
- Os pilares são mantidos no lugar pela elasticidade da dentina.
- Envolvem-se ativamente na estrutura do dente com as suas cabeças, semelhante a um parafuso num bloco de madeira.
- A maioria dos postes retentivos é 3 a 6 vezes mais forte do que os postes cimentados.

**O sistema de rosca (TMS)** é o mais utilizado dos pinos auto-roscantes.[78] **(Fig. 23)**

- **Regularmente**
  Maior diâmetro dos pinos (0,78 mm).
  Causa o máximo de stress
  Causa a fissuração máxima da dentina
  Raramente utilizado
- **Mínimo**
  Pinos seguintes com diâmetro mais pequeno (0,61 mm)
  Surge menos stress
  Menos fissuras na dentina
  Bom apoio
- **Minikin**
  O diâmetro é mais pequeno do que o das mini-canetas (0,48 mm).
  Risco muito baixo de fissuras na dentina
  Bom apoio
  Minim e minikin são os tamanhos mais comuns dos sistemas TMS
- **Minuta**
  Tamanho mais pequeno do pino (0,38 mm)
  São demasiado pequenos para proporcionar um apoio adequado
  Não generalizado

**Princípios de colocação de canetas[5]**

1. **Número de canetas**
   O número de pinos que devem ser inseridos num dente baseia-se na regra simples de um pino por cúspide em falta ou um pino por ângulo axial em falta e 2 pinos por crista marginal.

2. **Página de pinos**
As localizações mais desejáveis para os orifícios são os ângulos da linha proximal facial/lingual ou os cantos do dente e as localizações menos desejáveis são no centro das superfícies facial, lingual, mesial e distal de um dente.

**As localizações ideais para os furos são**

> A localização deve estar a meio caminho entre a polpa e o DEJ ou externo superfícies do dente.

> Deve haver pelo menos 1 mm de dentina à volta de toda a área. Âmbito da caneta.

> Os pilares não devem ser colocados a menos de 0,5 mm do DEJ para evitar fissuras no esmalte.

> A espessura da dentina à volta de cada poste deve ser, pelo menos, 2,5 vezes o diâmetro do orifício do poste.

> Ao colocar os pilares, deve haver uma espessura de dentina de pelo menos 1 mm entre a polpa e o pilar para evitar uma reação inflamatória grave.

3. **Alinhamento dos pinos**
Os pinos devem ser alinhados paralelamente ao eixo longitudinal do dente.
4. **Diâmetro da cavilha**
Em geral, o aumento do diâmetro do pino proporciona uma maior retenção, mas os pinos grandes também estão associados a uma elevada concentração de tensões na dentina. De preferência, a profundidade deve ser maior do que o diâmetro.
5. **Comprimento dos pinos**
A relação óptima entre o comprimento do pilar na dentina e o comprimento do pilar no material de restauração varia com os diferentes tipos de pilares:

> Para postes cimentados é de 3mm:2mm

> Para pinos bloqueados por fricção é de 3mm:3mm

> Para os parafusos sem cabeça é de 2mm:2mm

De preferência, o comprimento do pino na dentina e o comprimento do pino no material de restauração devem ser os mesmos.

6. **Distância entre pinos**
Se forem colocados mais de dois pilares no mesmo dente, a distância entre pinos deve ser tida em conta para deixar espaço entre os pilares para a colocação do material de restauração e para evitar a concentração excessiva de tensões residuais na dentina. A distância ideal entre pinos depende do tipo e do tamanho do pino. A distância mínima entre pinos é de 2 mm para pinos cimentados, 4 mm para pinos bloqueados por fricção, 3 mm para pinos com rosca mínima e 5 mm para pinos com rosca mínima. O princípio básico é que deve haver 2,0 mm de dentina à volta de cada pino.

**Kumar *et al* (2013)** avaliaram restaurações de amálgama pós-retidas. Concluíram que são provavelmente superiores às resinas compostas em termos de longevidade, especialmente quando utilizadas para restaurações de grandes dimensões e capeamento de cúspides. As ligas de material único mais recentes com elevado teor de cobre oferecem melhores propriedades, mas podem não proporcionar uma vedação tão boa como as amálgamas mais antigas. A amálgama pode ainda ser utilizada como o material de eleição quando a estética não é um problema.[5]

**Khursheed *et al* (2015)** investigaram uma pós-restauração com compósito ligado a resina para um dente posterior severamente fracturado. Após 6 meses, o paciente apresentou-se sem dor e o exame clínico não mostrou qualquer defeito à volta do dente restaurado. Além disso, o teste de vitalidade pulpar mostrou que o dente respondeu favoravelmente à estimulação térmica. Portanto, a restauração pós-suportada mostrou um bom prognóstico para um dente severamente fracturado.[32]

## 2) RESTAURAÇÕES INDIRECTAS

As restaurações indirectas, tais como inlays, onlays e coroas, são produzidas num laboratório dentário a partir de modelos tirados de impressões do dente feitas pelo dentista.

Estas restaurações requerem normalmente várias visitas e a inserção de restaurações provisórias nos dentes preparados entre as consultas.

As restaurações indirectas requerem muitas vezes a remoção de todos os cortes inferiores, da estrutura dentária minada e de quantidades significativas de tecido dentário saudável para criar paredes paralelas da preparação da cavidade, de modo a permitir a colocação da restauração e a criar uma massa suficiente de material de restauração para resistência.

O procedimento em duas fases e os custos laboratoriais tornam as restaurações indirectas significativamente mais dispendiosas para o paciente.

**Tipos de restauro indireto**

- **Inserir**
- **Sobreposição**
- **Sobreposição**
  **Coroas parciais de revestimento**

### A) INLAY E ONLAY

Um inlay é normalmente uma restauração indireta (preenchimento) que consiste numa substância sólida que é inserida numa cavidade do dente e cimentada. **Fig. 24, Fig. 24(a).**

Um inlay é uma restauração puramente intracoronária.

Um onlay é o mesmo que um inlay, com a diferença de que substitui a cúspide de um dente, cobrindo a área onde estaria a cúspide em falta.

Abrange os princípios do tratamento extracoronal e intracoronal. **(Fig. 25)**

Nesta técnica, a restauração é efectuada fora da boca, utilizando impressões do dente preparado, em vez de colocar uma obturação macia no dente preparado antes de o material endurecer.

**Tipos de inlays e onlays[79]**

Os inlays e onlays dentários podem ser fabricados com os seguintes materiais

- **Os compósitos** (resinas) incluem material semelhante ao vidro em pó e acrílico. Os inlays e onlays de compósito são cosmeticamente mais apelativos do que o metal, uma vez que combinam com a cor do dente.
- **Metal**, geralmente ouro, mas também podem ser utilizados outros metais. Os dentistas utilizam inlays ou onlays de metal nos molares porque o metal é forte e duradouro. O ouro é utilizado com menos frequência atualmente do que no passado porque é menos apelativo do ponto de vista estético do que outros tipos de inlays e onlays.
  **A porcelana** adapta-se à cor do dente.

**Vantagens[79]**

- Restaura o contorno e a função normais do dente afetado. É mais fácil restaurar o contacto entre dois dentes vizinhos com inlays do que com uma obturação (nos casos em que falta uma quantidade significativa de estrutura dentária).
- As incrustações são mais amigas dos dentes do que as incrustações e as coroas. Se for utilizada resina composta ou cerâmica, a restauração pode ser colada e pode proporcionar mais resistência do que uma incrustação de

metal tradicionalmente cimentada (colada).

- Ao eliminar as cáries, o número de bactérias activas na boca é reduzido.
- A intervenção precoce através da restauração de cáries antes de estas se tornarem maiores preserva a estrutura dentária e pode prolongar a vida do dente.
- Ao preservar os dentes, os ossos maxilares e os contornos faciais são protegidos.
- A preservação dos dentes evita movimentos dentários indesejados e alterações da mordida.

**Desvantagens**[79]

- O custo das incrustações é geralmente mais elevado do que o de uma obturação, e nem sempre oferecem uma longevidade, funcionalidade ou estética significativamente superiores.
- As incrustações podem cair ou partir, tornando necessário um fornecimento de substituição.
- Em alguns casos, os inlays e onlays foram responsabilizados por fracturas dentárias. O dentista minimiza o risco de fratura assegurando que as incrustações e os onlays se encaixam passivamente (sem colagem) no dente.
- Tal como todas as restaurações dentárias, as incrustações também podem apresentar fugas ao longo do tempo (microinfiltração), o que pode conduzir a novas cáries (cáries recorrentes).

**Indicações**[80]

- Estética - As restaurações indirectas com cor dos dentes estão indicadas para restaurações de Classe I ou Classe II em áreas que são esteticamente importantes para o paciente.
- Envolvimento extenso do dente - A amálgama só é capaz de substituir perdas extensas de estrutura dentária de forma limitada, além disso, só pode servir como uma base. As restaurações de gesso podem substituir eficazmente a estrutura dentária perdida e também suportar a estrutura dentária remanescente.
- Para além da terapia periodontal para corrigir as anomalias dentárias que predispõem a problemas periodontais, as restaurações fundidas são indicadas para restaurar e manter fisiologicamente as dimensões do contorno, das cristas marginais e das reentrâncias, que são cruciais para a saúde do periodonto.
- Correção da oclusão - Se for planeada uma alteração da mesa oclusal, as restaurações fundidas são ideais.
- Restauração de dentes tratados endodonticamente.
- 

- Retentor para próteses fixas.

- Pacientes com pouca acumulação de placa bacteriana - Os pacientes que vão receber uma restauração de gesso devem controlar rigorosamente a sua acumulação de placa bacteriana para evitar problemas devido a um ponto fraco na interface dente-cimento.
- Linhas de fratura - As linhas de fratura no esmalte, especialmente em dentes com restaurações extensas, devem ser reconhecidas como planos de clivagem para possíveis futuras fracturas do dente. Restaurar estes dentes com uma restauração que proteja o dente de lesões de fratura é um serviço preventivo altamente valorizado.

**Contra-indicações**[80]

- Dentes em desenvolvimento e dentes de leite.
- Índices elevados de placas/cáries.
- Desarmonia oclusal.
- Metais dissimilares.

**Karaarslan** ***et al*** **(2014)** concluíram que não existiam diferenças estatisticamente significativas entre as restaurações de compósito directas e indirectas em termos de retenção, descoloração marginal, descoloração da superfície, continuidade de contacto proximal e cáries secundárias. As restaurações indirectas apresentaram menor rugosidade da superfície, sensibilidade pós-operatória e irritação dos tecidos moles do que as restaurações directas. O desempenho clínico das restaurações indirectas foi mais satisfatório do que o das restaurações directas.[26]

**De acordo com Patankar** ***et al*** **(2015),** as incrustações de cerâmica têm muitas vantagens sobre as coroas com revestimento metálico na restauração de dentes tratados endodonticamente e devem ser consideradas nos casos em que a destruição do dente não justifica a utilização de um pilar endodôntico ou de uma coroa total.[81]

**Kaytan** ***et al.*** compararam o desempenho clínico de onlays cerâmicos e compósitos de resina indireta durante um período de 24 meses e concluíram que ambos foram clinicamente bem sucedidos.[80]

**B) <u>SOBREPOSIÇÃO</u>**

O overlay cobre a parte interna e externa da coroa, preservando a estrutura do dente. **(Fig. 26)**

Um overlay é uma opção conservadora indireta para cobrir os caninos se não for possível obter uma quantidade suficiente de retenção das superfícies axiais ou se a extensão das margens para as superfícies axiais não for recomendada por razões estéticas. **Fig. 26 (a)**

Estas restaurações são retidas intracoronalmente e têm um afunilamento intra e extracoronário mínimo. Incluem a cobertura de todas as cúspides e são normalmente indicadas em casos de desarmonia oclusal ou abrasão.

Têm tendência para reforçar as cúspides contra as forças de divisão.

No entanto, a retenção e a longevidade destas restaurações não estão bem documentadas e devem ser avaliadas em estudos clínicos.

**C) <u>Coroas parciais de Veener</u>**

Uma restauração metálica extracoronal que cobre apenas parte da coroa clínica.

Pode também ser descrito como um restabelecimento parcial da cobertura.

## Tipos

- Coroa de três quartos
- Coroa de três quartos modificada
- Sete e oito coroas
- Meias coroas proximais

**Indicações**

- Dentes intactos ou apenas minimamente restaurados.
- Dentes com forma anatómica normal da coroa.
- Tala de Asa na região anterior
- Restauro único de Asa
- Não há discrepância entre a relação axial do dente e a direção de inserção.

**Contra-indicações**

- Índice de cárie elevado
- Dentes com restaurações extensas

- Lesões cervicais profundas
- Dentes com coroas clínicas curtas
- Dentes desalinhados

**Para dentes posteriores** -
São indicadas as coroas de três quartos, três quartos modificados e sete oitavos **(Fig. 27).**

**Para o dente da frente**
As coroas de três quartos **(Fig. 28)** e as bases de pinos são indicadas.

**Potts *et al.*** concluíram que os valores de retenção para todas as coroas de facetas parciais eram significativamente mais baixos do que os das coroas de facetas totais. Os valores de retenção aumentaram significativamente com a adição de ranhuras ou com a extensão da cobertura da superfície axial. A adição de ranhuras ou a extensão da cobertura da superfície axial levou a um ligeiro aumento dos valores de retenção, mas a um aumento significativo dos valores de resistência.[82]

**Cheung (1991)** comparou quatro tipos de restaurações unitárias, incluindo coroas de facetas de porcelana, coroas de facetas totais e parciais e coroas metalo-cerâmicas, e concluiu que as taxas de insucesso variavam entre 2,4% e 7,8% por ano para as diferentes coroas, pela ordem: coroas de facetas parciais < coroas de facetas totais < coroas metalo-cerâmicas < coroas de facetas de porcelana.[83]

**Fernandes *et al* (2015)** compararam as restaurações indirectas e concluíram que, para as restaurações indirectas, as restaurações de ouro continuam a ser o "padrão de ouro" com uma taxa de sobrevivência de 96% em 10 anos, seguidas pelas coroas de porcelana fundida em metal (PFM) (90% em 10 anos) e coroas de cerâmica pura (75-80% em 10 anos). A longevidade das restaurações depende de muitos factores, incluindo o tipo de materiais utilizados, o tipo de procedimento de restauração, os parâmetros do paciente, as variáveis do profissional e os factores locais.[84]

# CAPÍTULO 5 TRATAMENTO DE UM DENTE NÃO VITAL GROSSEIRAMENTE CARIADO

Os dentes não vitais requerem tratamento endodôntico seguido de um plano de tratamento restaurador pós-endodôntico.

A restauração de dentes tratados endodonticamente tem sido, desde há muito, uma preocupação na medicina dentária. A estrutura dentária remanescente após o tratamento endodôntico foi minada e enfraquecida por todos os episódios anteriores de cáries, fracturas, preparação do dente e restauração.

**EFEITO DO TRATAMENTO ENDODÔNTICO NO DENTE**

A estrutura do dente a ser submetido a tratamento endodôntico está normalmente minada e enfraquecida por todos os episódios anteriores de cáries, fracturas, preparação do dente e restauração. As manipulações endodônticas também removem dentina intracoronária e intrarradicular importante. Também se especula que o tratamento endodôntico altera a composição real da estrutura dentária remanescente, levando a um aumento da suscetibilidade à fratura e à redução da translucidez em dentes não vitais. Como a restauração de dentes tratados endodonticamente tem como objetivo compensar estas alterações, é importante compreender os efeitos do tratamento endodôntico e o significado dos factores individuais.

As alterações mais importantes nos dentes tratados endodonticamente incluem

**a) Perda de substância dentária**

Foi demonstrado que um procedimento endodôntico reduz a rigidez do dente em apenas 5%. A redução da resistência deve-se principalmente à perda da estrutura coronal do dente, que permite uma maior flexão do dente sob carga. Em casos com estrutura dentária remanescente significativamente reduzida, as forças funcionais normais podem fraturar as cúspides minadas ou partir o dente na circunferência mais pequena do dente (CEJ).

**Christine MS et al (1992)** compararam as propriedades biomecânicas de dentes tratados endodonticamente e dos seus pares vitais contralaterais. A dentina vital era 3,5 % mais dura do que a dentina dos dentes contralaterais tratados endodonticamente. **Reeh *et al.*** demonstraram que em pré-molares extraídos, utilizando extensómetros [85]

- O procedimento endodôntico reduziu a rigidez relativa da articulação temporomandibular em 5%
- Preparação da cavidade oclusal 20%
- MO/DO - 46%
- MOD - 63%

**b) Características físicas alteradas**

As alterações nas ligações cruzadas de colagénio e a desidratação da dentina levam a uma redução de 14% na resistência e tenacidade dos molares tratados endodonticamente. **Rosen** descreveu a dentina dos dentes tratados endodonticamente como desidratada e inelástica. A perda combinada da integridade estrutural, a perda de humidade e a perda de resistência da dentina afectam os dentes tratados endodonticamente e requerem cuidados especiais na restauração de dentes sem polpa. **Helfer *et al.*** relataram um teor de água 9% menor em dentes sem polpa em comparação com dentes vitais.

**c) Perda de propriocepção**

A perda da polpa dentária pode privar o dente de algumas das suas propriedades mecanoreceptivas.

Um limiar de perceção de carga mais elevado pode absorver o dobro da carga antes de a sua aplicação ser registada.

**d) Características estéticas alteradas**

A dentina alterada bioquimicamente modifica a refração da luz através do dente, alterando assim a sua aparência. Outros factores que podem levar à descoloração incluem uma limpeza e moldagem inadequadas da área coronal devido à descoloração da dentina causada pela rutura do tecido vital no corno pulpar. Certos medicamentos e resíduos do material de obturação do canal radicular também podem afetar a aparência de um dente tratado endodonticamente.

## CONSIDERAÇÕES BÁSICAS PARA O TRATAMENTO PÓS-ENDODÔNTICO

## RESTAURAÇÕES

As alterações associadas ao tratamento do canal radicular influenciam a escolha do procedimento de restauração para dentes tratados endodonticamente. Quando é tomada a decisão de tratar o dente endodonticamente, devem ser feitas várias considerações, incluindo [86]

A) Quantidade de estrutura dentária remanescente
B) Posição anatómica do dente
C) Carga funcional do dente
D) Requisitos estéticos do dente
E) Bom selamento apical
F) Sem sensibilidade à pressão
G) Sem exsudado
H) Sem fístula
I) Sem sensibilidade apical
J) Sem inflamação ativa

As várias combinações destes factores determinam se é indicado um pilar e núcleo ou uma coroa e ajudam no processo de seleção. Se o tratamento de canal for inadequado, o dente deve ser tratado novamente.

**A) Quantidade de estrutura dentária remanescente**

É o aspeto mais importante da restauração de dentes tratados endodonticamente e pode variar desde a perda de dentes durante a preparação de acesso mínimo de dentes intactos até danos extensos que comprometem a sua longevidade. Os dentes com mais de metade da estrutura dentária intacta são mais estáveis e podem ser tratados de forma conservadora com restaurações coronais e pinos dentro das raízes.[87] Quando uma grande quantidade de estrutura dentária foi perdida devido a cáries, fracturas e restaurações anteriores, o dente remanescente fica significativamente enfraquecido e são necessários pilares e coroas.

Embora antigamente se produzissem coroas de pilar de uma só peça, atualmente isso tem apenas um interesse histórico. Obtiveram-se melhores resultados com uma técnica de duas fases que consiste numa construção de pilar e núcleo e numa coroa separada. Na maioria dos casos, é utilizado um pilar metálico para substituir a estrutura dentária coronal perdida. Com esta técnica de fabrico em duas fases, podemos facilmente obter um ajuste marginal satisfatório, uma vez que a taxa de expansão das duas peças fundidas pode ser controlada individualmente. Além disso, uma coroa de substituição pode ser fabricada sem ter de remover o pilar.

A diferença entre uma restauração eficaz e duradoura e um fracasso pode ser de apenas 1 mm de estrutura dentária adicional na área marginal. Esta dentina extra, quando envolvida pela margem ou manga da coroa, proporciona uma maior proteção do que qualquer uma das seguintes considerações sobre o pilar e o núcleo.

O planeamento do tratamento é necessário para manter a estrutura dentária saudável necessária, para conceber o complexo pós-coroa e coroa para retenção atraumática e também para reconhecer quando o prognóstico é mau. Se não for possível uma restauração funcional permanente, deve ser considerada a extração do dente.

**Os dentes anteriores** que não são vitais mas estão intactos e não perderam qualquer estrutura para além da preparação do acesso endodôntico têm um risco mínimo de fratura e geralmente não necessitam de uma coroa, núcleo ou pilar **(Fig. 29).** A restauração limita-se a um selamento satisfatório da cavidade de acesso com compósito.

Embora se assuma geralmente que os dentes tratados endodonticamente são mais fracos, mais frágeis e têm um teor de humidade mais baixo, razão pela qual fracturam, os testes laboratoriais demonstraram que os dentes não tratados e os tratados endodonticamente são igualmente resistentes à fratura.[88,89] No entanto, ocorrem fracturas clínicas. Foram feitas tentativas para fortalecer o dente, removendo a obturação do canal radicular e a estrutura extra do dente e inserindo um pilar metálico, mas este procedimento enfraquece ainda mais a estrutura do dente.

A força de mordida que actua sobre os dentes anteriores situa-se entre 25 e 75 N. **th (Cohen 10 edição)[90]**

**Dentes posteriores - Uma** vez que os dentes posteriores estão sujeitos a mais tensão do que os dentes anteriores devido à sua proximidade do eixo transversal ou horizontal, necessitam de uma cobertura de cúspide para evitar forças de mordida que os podem tornar susceptíveis a fracturas.

Os dentes com estrutura dentária remanescente significativa, cristas marginais intactas e preparação de acesso conservadora não estão expostos a stress oclusal excessivo e, por isso, não precisam de ser restaurados com pilares **(Fig. 30).** As coroas ou onlays de cerâmica ou metal oferecem a melhor proteção do seio maxilar contra as fracturas dentárias. Para dentes com um risco elevado de fratura (por exemplo, pré-molares no maxilar superior), recomenda-se uma cobertura completa com cavilhas.

As forças de mordida que actuam sobre os dentes posteriores variam entre 40 e 125 N. **th (Cohen 10 edição)[90]**

**C) Carga funcional do dente**

As forças horizontais e de torção a que estão expostos os dentes pilares de próteses parciais fixas ou removíveis requerem medidas de proteção e retenção mais extensas durante a restauração. Os dentes pilares de pontes fixas de longo alcance, extensões distais e próteses parciais removíveis estão sujeitos a maiores cargas transversais e requerem mais proteção do que os dentes pilares de pontes mais pequenas ou próteses parciais removíveis suportadas por dentes. Da mesma forma, os dentes que estão muito desgastados devido ao bruxismo, oclusão severa ou função posterior severa requerem uma restauração completa com pilar, núcleo e coroa.

**D) Requisitos estéticos do dente**

Os dentes da frente, pré-molares e primeiros molares do maxilar superior estão localizados na zona estética da boca. São enquadrados pelas gengivas e lábios para criar um sorriso esteticamente agradável. Qualquer alteração no contorno ou na translucidez dos tecidos duros e moles visíveis tem um efeito negativo na estética desta zona. Por conseguinte, estes dentes requerem a escolha correcta do material de restauração, um tratamento cuidadoso dos tecidos e uma intervenção endodôntica atempada para evitar o escurecimento da raiz à medida que o dente perde a sua vitalidade.

Os materiais de restauração comuns incluem pinos da cor dos dentes, núcleos de compósito ou cerâmica, cimentos da cor dos dentes e vários materiais de porcelana e coroas de cerâmica.

**INCLUSIVO**

- **Poste e núcleo**

- **Coroas Vollveener**
- **Coroas endodônticas**
- **Coroas de Richmond**

## PÓS E NÚCLEO

Se um dente anterior ou posterior não vital tiver perdido uma estrutura dentária significativa, é necessária uma restauração coronal. O pilar e o núcleo são utilizados para suportar e manter a coroa no sítio.
A configuração final do dente restaurado é composta por 4 partes:

- Substância dentária residual e aparelho de cimentação periodontal
- Material postal na raiz
- Material do núcleo localizado na área coronal do dente
- Restauração coronal final.

O pilar, o núcleo e a coroa funcionam em conjunto e devem ser considerados como uma única unidade.

**POST**

O pilar é um material de restauração dentária que é colocado na raiz de um dente estruturalmente danificado, onde é necessária uma retenção adicional para o núcleo e a restauração coronal. [th90]**(Edição de Cohen 10) (Fig. 31)**

**Ofertas**

- Franquia para o núcleo
- Minimiza o potencial de fracturas radiculares devido a forças funcionais (protege a estrutura dentária remanescente). Como as coroas dos dentes sem polpa estão parcial ou totalmente destruídas, as forças oclusais não podem ser transferidas naturalmente para o dente e periodonto remanescentes, pelo que são utilizados pilares para transferir as forças oclusais e laterais mais apicalmente. Desta forma, a integridade marginal da restauração final também é mantida.

Uma cavilha é utilizada para proporcionar retenção para uma coroa que é normalmente obtida através da estrutura coronal do dente. **(Shillenburg)**[89]

**NÚCLEO**

Este é o aspeto coronal da fundação do pilar.

## POST

O pilar é um material de restauração relativamente rígido que é inserido na raiz de um dente não vital. Pode ser feito de metal ou de uma série de materiais não metálicos mais recentes. É importante para restaurar um dente não vital que esteja significativamente danificado e onde não exista estrutura dentária suficiente acima da inserção periodontal para fixar a restauração coronal.

**Propriedades ideais do posto de trabalho**[3]

O correio deve apresentar o maior número possível das seguintes características clínicas:

- Proteção máxima do pé
- Suporte radicular adequado
- Máxima preservação do núcleo e da coroa
- Proteção máxima do cimento de selagem da margem da coroa
- Estética agradável quando indicada
- Elevada visibilidade radiográfica
- Recuperabilidade
- 
- Biocompatível

**Tipos de materiais disponíveis para a produção de postes**[90]

Os materiais atualmente disponíveis para o fabrico de postes, que permitem um comprimento máximo com uma excelente precisão de ajuste, são os seguintes

- **Endo post-** é uma liga de metal precioso de alto ponto de fusão que é produzida em tamanhos entre 70-140. Pode ser fundida com ouro ou outros metais preciosos.
- **Endodowel ou outros pinos de plástico -** Estes pinos de plástico estão disponíveis em tamanhos entre 80 e 140 e, quando incorporados num modelo, queimam o revestimento para criar uma fundição a partir de um metal a um custo muito razoável.
- **Parapost -** Ao contrário dos instrumentos endodônticos, não tem conicidade e requer a utilização de instrumentos rotativos para a preparação do canal, o que exige um fabrico cuidadoso do comprimento correto para o post.

**Qualidades funcionais dos postos de trabalho**

1. **Capacidades de retenção**
2. **Propriedades de proteção**
3. **Qualidades estéticas**

**1. Capacidades de retenção**

**a) Retenção pós-raiz e pós-núcleo**

A retenção deve ser suficiente para fixar o pilar na raiz e o núcleo na restante estrutura dentária. Varia consoante o desenho do pilar, a composição e o tipo de cimento.

**b) Conceção e conservação dos postes**

Estudos clássicos in vitro sobre a correspondência metálica mostraram que:

- Os postes com lados paralelos distribuem a carga funcional de forma mais passiva.
- A superfície serrilhada permite efetuar cortes mecânicos para cimentos.
- Quanto maior for a contribuição, maior será o tempo de permanência.
- Os pilares em que a retenção é conseguida através do envolvimento ativo das paredes da raiz com o parafuso são altamente retentivos, mas aumentam o risco de fracturas radiculares.
- É suficiente um rácio de 1:1 entre o comprimento do pilar e a substituição da coroa.
- Uma vez que o pino tem como objetivo ancorar o núcleo durante a reconstrução de dentes tratados endodonticamente, a perda do núcleo leva à perda da coroa. Portanto, para reter o núcleo, o núcleo e o pino devem ser feitos de uma só peça sem uma interface entre eles.
- A âncora direta com bloqueio mecânico na cabeça tem uma maior retenção do núcleo em comparação com as cabeças mais pequenas.[90]

**c) Composição das contribuições e retenção das contribuições**

A retenção do pilar é uma propriedade clínica que está relacionada com as propriedades físicas subjacentes do material do pilar. A resistência inerente do pilar afecta a retenção do pilar na raiz e no núcleo. Se o pilar se partir, a parte mais coronal deixa de estar retida na raiz e deixa de poder ancorar o núcleo.

- O pilar metálico revelou-se mais estável do que o pilar de fibra de carbono no ensaio de arrancamento.
- Na prática clínica, os pilares e o complexo coroa-núcleo associado são sujeitos a forças laterais repetidas que podem levar à fratura do pilar. Como resta menos estrutura dentária, mais força é transferida para o pilar e concentrada no ponto de flexão do pilar. Os pilares metálicos excessivamente estreitos em dentes anteriores danificados podem dobrar ou quebrar sob fortes forças protéticas. No entanto, em dentes com estrutura dentária grande e intacta, todos os pilares utilizados atualmente têm força e retenção suficientes para a função clínica.

- Se o pilar e o núcleo forem feitos do mesmo material, são mais retentivos, mas se forem feitos de materiais diferentes, pode ocorrer uma separação, especialmente com dentes danificados.[91]

**d) Após a cimentação e após a retenção**

- O fosfato de zinco não proporciona ligação química, mas clinicamente proporciona uma retenção suficiente.
- Cimento de ionómero de vidro - Como se liga quimicamente ao dente mas não ao pilar, é mais retentivo do que o cimento de ionómero de vidro modificado com resina. Também apresenta expansão higroscópica, pelo que não é indicado.

Cimento de resina - Pode aderir tanto ao dente como ao pilar e oferece uma elevada retenção.

- As propriedades de fluidez e a consistência do cimento devem ser adequadas para uma boa aderência.

**2. Propriedades de proteção**

**a) Resistência à rutura das raízes e à microinfiltração**

O pilar deve oferecer a máxima resistência às fracturas radiculares e, ao mesmo tempo, proporcionar apoio entre a raiz e o núcleo. As fracturas radiculares são um problema significativo nos dentes tratados endodonticamente e conduzem à perda de dentes. Num estudo clínico, 10% de todos os insucessos deveram-se a fracturas radiculares. Noutro estudo clínico, 40% dos pinos auto-roscados falharam devido a fracturas radiculares anguladas e verticais. Os pinos fundidos também têm uma elevada taxa de fracturas radiculares devido à sua elevada rigidez, conicidade e ajuste apertado à dentina.

**b) Design do poste e resistência à rutura**

- Os pilares metálicos de forma paralela distribuem as cargas funcionais de forma mais passiva para a raiz do que os pilares cónicos. Alguns dos mais recentes pilares directos à base de compósito não requerem preparação da fenda do pilar, o que preserva a integridade e a resistência da dentina. Uma vez curados, reflectem a forma do canal e evitam o aumento do risco de fracturas radiculares.
- **Comprimento do pino: O** pino metálico deve ser suficientemente longo para alcançar abaixo da crista da raiz alveolar para reduzir a concentração de forças na área da raiz que não está embebida no osso.
- **Composição do pilar -** como sabemos, as forças oclusais são transmitidas através do núcleo ao pilar e a todo o comprimento da raiz. Por conseguinte, quanto mais semelhante o pilar, os cimentos e o material de restauração se comportarem em comparação com a dentina, menos força é concentrada nos componentes e nas raízes durante a função.
  O metal e o dióxido de zircónio são mais rígidos do que a dentina
  (Aço inoxidável > Titânio > Titânio puro)
- **Conceção de pilar para raiz danificada**

A tecnologia da resina composta pode ser utilizada para unificar a dentina radicular e as estruturas do pilar e do núcleo em raízes danificadas. A dentina radicular diluída por cáries extensas, instrumentação endodôntica excessiva e preparação excessiva do pilar pode ser melhor substituída por resina composta em conjunto com um pilar metálico central do que por uma técnica convencional. O complexo resultante de dentina e pilar de compósito é até 50 % mais forte do que as raízes restauradas convencionalmente.

**3. Qualidades estéticas**

- O núcleo de carbono, a zircónia, a fibra de vidro reforçada, etc., são todos clinicamente estéticos. **(Tabela 5)**

**Tipos de empregos**

- **Rigidez**
  - Estética (pilar de dióxido de zircónio)
  - Não estético (postes metálicos)
    - Design personalizado (poste em ferro fundido)
    - Pré-fabricados (postes metálicos)
      - o Posição permanente (posição para, posição flexi)
      - o Correio nulo (correio mundial)
      - o Poste cimentado/passivo
      - o Correio encadeado/ativo

**- Não rígido**

- Estética
  - Poste de vidro
  - Coluna de quartzo
- Não estético
  - Posto de carvão

**- Não rígido (Fig. 32)**

- Paralelo
- Rejuvenescido
- Rejuvenescimento paralelo

**Por produção e materiais**

**- Postes pré-fabricados**

- Postes metálicos

  Aço inoxidável

  Ni-Cr

  Ouro

  Titânio

  Não metálico

  Varetas de fibra (fibra de carbono, fibra de quartzo e fibra de silício)

  **(Fig. 33)**

  Postes compostos

  Pinos de cerâmica (zircónio)

- **Design personalizado**

**Postes de fibra**

- Foi desenvolvido para reduzir a ocorrência de fracturas radiculares causadas pelo encravamento do pilar metálico. **(Fig. 33)**
- É mais flexível do que os postes metálicos.
- Tem aproximadamente o mesmo módulo de elasticidade que a dentina.
- Quando se cola com cimento de resina, as forças são distribuídas de forma mais uniforme na raiz.
- A retenção micromecânica é desenvolvida com etiquetas de resina, ramos adesivos e o poste.
- O poste é constituído por feixes de fibras de carbono recentemente alinhadas, embebidas numa matriz epoxídica.

**Duração do trabalho**

**De acordo com Shillenburg,** o comprimento do pilar deve ser igual ao comprimento da coroa ou a 2/3 do comprimento da raiz, consoante o que for maior.[92]

**De acordo com Cohen 9,** o comprimento do pilar deve ser 2/3 do comprimento do canal ou do comprimento original da coroa ou 1/2 do comprimento da raiz suportada pelo osso. **(Fig. 34)**

**Depois de apenas 6 edições**

- No tratamento de dentes com raízes longas, os pilares devem perfazer cerca de % do comprimento da raiz.
- Quando o comprimento médio da raiz é atingido, o comprimento do pilar é determinado retendo 5 mm da guta-percha apical e estendendo o pilar até à guta-percha.
- Sempre que possível, o pilar deve ser colocado pelo menos 4 mm apicalmente à crista óssea para minimizar a tensão na dentina.
- Os pilares dos molares não devem estender-se mais de 7 mm para dentro do canal radicular apicalmente à base da câmara pulpar.

**Diâmetro do poste**

A resistência à fratura de um dente tratado endodonticamente depende do desenho da preparação do orifício do pino. As dimensões do comprimento e do diâmetro do pino são de importância fundamental para o desenho. A literatura contém numerosos relatórios sobre o comprimento do pilar e o efeito na distribuição de tensões, mas existe pouca informação sobre o diâmetro do pilar e a concentração de tensões.[93] Os autores abordaram a técnica ou os princípios de fabrico de pinos sem fazerem recomendações para o diâmetro do pino, ou apenas sugeriram directrizes vagas e não específicas para o diâmetro do pino.[94,95]

Se o diâmetro do espaço passado for grande, podem ocorrer perfurações.

Se o diâmetro do espaço do pilar for estreito, o pilar pode dobrar-se, partir-se ou sair do seu canal. Por isso, recomenda-se que o pilar tenha 1/3 da largura da raiz e que se mantenha 1 mm de dentina em todos os lados.

## Restos de guta-percha no canal

Foram efectuados vários estudos em que foram deixados 3, 4, 5 e 7 mm de guta-percha no canal. Verificou-se que quando

- O GP de 4 mm permaneceu - apenas 1 de 89 amostras apresentou uma fuga.
- Permaneceram 2 mm de GP - 32 de 88 apresentaram uma fuga.
- Foram deixados 3 mm de GP - alguns espécimes apresentaram fugas (maior fuga).
- O GP de 5 mm permaneceu - sem fugas.

Devem ser retidos apicalmente 4 a 5 mm do GP para garantir uma vedação adequada. Mais precisamente, devem ser retidos 5 mm de GP, uma vez que é difícil obter uma medição exacta de 4 mm. **(Fig. 35)**

**Seleção de artigos**

Depende da morfologia da raiz, da quantidade de substância dentária coronal remanescente e das forças de mastigação.

**a) Morfologia das raízes**

Os contornos exteriores da raiz e a forma do canal preparado influenciam a escolha do pino. Nos primeiros pré-molares superiores e nos incisivos centrais e laterais inferiores, por exemplo, as raízes afunilam gradualmente desde a junção esmalte-cimento até ao ápice e estreitam-se no terço apical. Por isso, deve ser considerada a utilização de um pino cónico ou de um pino paralelo com um comprimento curto. No entanto, ambos têm as suas desvantagens. O pilar cónico causa um efeito de cunha, enquanto um pilar paralelo encurtado reduz a função de proteção.

**b) Estrutura dentária coronal remanescente**

A utilização de correio deve ser considerada:

- Para dentes anteriores - se uma ou ambas as paredes proximais estiverem em falta.
- Para dentes posteriores - se faltarem 2 ou mais paredes proximais

vizinhas.

Os pinos podem ser utilizados se a inserção de um poste for contra-indicada.

**Os pilares rígidos** são indicados se restarem menos de 25 % da estrutura dentária ou se a altura vertical for inferior a 3-4 mm.

**Os pilares não rígidos** são indicados quando a estrutura dentária remanescente é de 25 a 50 %.

**c) Forças oclusais**

As forças oclusais que actuam sobre cada dente são influenciadas tanto pelo tipo como pela posição, pela presença ou ausência de dentes vizinhos e pela função que o dente deve desempenhar (dente unitário, pilar parcial ou de ponte, etc.). Cada uma destas variáveis, individualmente ou em combinação, determina a seleção de um sistema de pilares que cumpra os critérios de retenção e proteção de acordo com os requisitos da situação clínica.

## MATERIAIS DE BASE

Consiste num material de restauração que é inserido na área coronal de um dente. Este material substitui a estrutura coronal cariada, fracturada ou ausente e mantém a coroa final.

- **Ancoragem -** Pode ser efectuada por extensão no aspeto coronal do canal ou por um pino endodôntico.
- **Tipo de ligação entre o pino, a alma e os dentes -** pode ser mecânica, química ou ambas.
- **A retenção do núcleo** pode ser indicada da seguinte forma:
  - Modificação da estrutura dentária remanescente, como a criação de pinos, sulcos e canais na dentina, o que aumenta a resistência e a forma de retenção do núcleo.
  - Utilização de material de restauração que se liga à estrutura dentária.
- **Propriedades do núcleo**

  Deve ter as seguintes características
  - Elevada resistência à compressão
  - Estabilidade das dimensões
  - Facilidade de manipulação
  - Tempo de presa curto para o cimento
  - A capacidade de ligação ao dente e ao pino

**Tipos de materiais de construção de núcleos**

1. **Metal fundido/cerâmica**
2. **Amálgama**
3. **Compósito**
4. **Cimento de ionómero de vidro**
5. **Material plástico de ionómero de vidro**
6. **Fundação Stift Amalgam**

**Tipo de restauração final**

É importante conhecer o tipo de coroa unitária ou retentor (totalmente metálico, totalmente cerâmico, metalo-cerâmico) a ser utilizado como restauração final para cada dente tratado endodonticamente que necessite de um pino e núcleo. Desta forma, o dente pode ser reduzido de acordo com as profundidades e formas de redução recomendadas para cada tipo de coroa/retentor.

## Coroas

a) **Coroas totalmente revestidas e coroas à base de ligas fundidas**

- São restaurações que requerem a preparação de toda a área da coroa clínica de um dente para obter uma restauração fundida, que pode ser feita de metal puro ou porcelana fundida ao metal. **Fig. 36, 36(a)**

**Indicações**

- Estes são necessários se o envolvimento extenso do dente impossibilitar a utilização de outras formas de restauração com gesso devido à resistência e à forma de retenção.
- Quando uma restauração de gesso se destina a criar alterações significativas no contacto, contorno ou anatomia oclusal do dente que ultrapassam as capacidades dos onlays, mesmo com extensões de superfície.
- Como uma superestrutura num dente com uma base de amálgama ou liga fundida para o reforçar ou alterar o seu alinhamento.
- O tipo de restauração de gesso extracoronário mais resistente às forças de deslocação, uma vez que é o último recurso para restaurar um único dente.

**Fedrowicz *et al* (2012) compararam** coroas unitárias com obturações convencionais para a restauração de dentes com preenchimento radicular. Concluíram que a escolha da restauração depende da quantidade de dente remanescente, o que pode afetar a sobrevivência a longo prazo e o custo, e que o desempenho clínico comparativo de coroas ou obturações convencionais para a restauração de dentes com preenchimento radicular não é claro.[22]

No seu estudo, **Stavropoulou *et al* (2007)** descobriram que os dentes tratados endodonticamente restaurados com coroas têm uma sobrevivência aceitável a longo prazo de 10 anos, enquanto as restaurações directas só têm uma sobrevivência satisfatória durante um curto período de tempo.[96]

**Tikku *et al* (2010)** chegaram à conclusão de que os dentes posteriores tratados radicularmente sem coroas são perdidos com muito mais frequência do que os dentes restaurados com coroas totalmente fundidas. O risco de perder dentes posteriores tratados endodonticamente devido a fracturas se não forem suportados por uma coroa de arcada completa é demasiado elevado para ser assumido. Para fortalecer as cúspides dos dentes sem polpa que estão enfraquecidos pela remoção da estrutura dentária, os autores recomendam a utilização de uma coroa que envolva as cúspides para suportar as forças oclusais da mastigação diária.

Clinicamente, ao longo de um período de 25 anos, observaram que os dentes posteriores tratados pela raiz, independentemente da quantidade de estrutura dentária perdida, quer através de cáries quer através da preparação da cavidade de acesso, normalmente fracturam se não forem protegidos por coroas totalmente fundidas. É apenas uma questão de tempo.[97]

b) **Coroas endodônticas**

Coroa com cavidade de retenção central no interior da câmara pulpar. **(Fig. 37)**

**Ecrã**

- Utilizado em zonas com altura de oclusão reduzida.

c) **Coroas de Richmond**

- Sistema personalizado de pilar e coroa fundido numa só peça. **(Fig. 38)**
- Indicado para dentes unitários severamente cariados ou partidos em que a altura restante da coroa é muito baixa.
- Casos com orientação incisal acentuada.

**Indicações**

- Dente unitário severamente cariado ou severamente lascado em que a altura restante da coroa é muito baixa.
- em casos com orientação incisal acentuada.

**Vantagens**[39]

- São personalizados de acordo com a configuração de raiz.
- Tem pouca ou nenhuma tensão no bordo do colo do útero.
- Têm uma elevada resistência.
- Existe muito espaço disponível para a cozedura da cerâmica e para o espaço livre incisal, pelo que a camada de cimento entre o coto e a coroa é eliminada e o risco de falha do cimento é reduzido.

**Desvantagens**[39]

- Consome muito tempo
- Necessita de várias marcações
- Caro
- Têm um módulo de elasticidade superior ao da dentina (10 vezes superior ao da dentina natural).
- Actua como uma cunha durante a transferência de carga oclusal
- Se a peça de cerâmica se partir, é difícil de restaurar, o que pode levar a uma fratura do dente.

**Sangur R *et al* (2016)** avaliaram a restauração de dentes posteriores severamente danificados com coroas Richmond. Concluíram que a coroa Richmond é um sistema de pilar e coroa que permite que um dente severamente cariado seja retido e suportado com muito pouca altura de coroa restante. Em situações em que há muito pouco espaço incisal, a coroa Richmond é uma opção de escolha para acomodar o coto, o cimento e a espessura da coroa. Por conseguinte, os casos devem ser cuidadosamente analisados para decidir a favor de uma coroa Richmond como opção de tratamento 3Q.

É necessário um conhecimento profundo dos materiais disponíveis e da sua utilização adequada para obter uma restauração duradoura que satisfaça as necessidades do doente.

Existem muitas opções para restaurar dentes muito lascados. Podem ser obtidos excelentes resultados com muitos dos materiais atualmente disponíveis.

A escolha do tipo de restauração depende do tamanho e localização da lesão, do isolamento suficiente para restaurações adesivas, da taxa de cárie, da idade do paciente, dos requisitos estéticos do paciente, dos hábitos oclusais, da preservação da estrutura dentária máxima, das competências do dentista e da longevidade desejada da restauração.

Um conhecimento profundo do material e da técnica permite ao dentista criar uma restauração óptima que equilibra de forma única a retenção máxima do dente com um risco mínimo de falha.

Ao tratar um dente severamente cariado, deve ser possível tomar uma decisão clara e racional sobre a necessidade de proteção da polpa ou remoção da polpa e tratamento endodôntico.

A proteção e preservação da polpa requerem um elevado grau de conhecimentos clínicos e experiência. Ao selecionar a técnica correcta e o material adequado para um prognóstico funcional a longo prazo.

Nos últimos 20 anos, tem aumentado o interesse na restauração de dentes tratados endodonticamente. Com uma terapia endodôntica apropriada e uma restauração adequada, os dentes sem polpa podem ser preservados indefinidamente como parte integrante do aparelho dentário. No entanto, a terapia endodôntica não deve ser realizada em dentes que podem ser restaurados.

Os tratamentos endodônticos são realizados principalmente em dentes que foram severamente danificados por cáries, múltiplas restaurações repetidas e/ou fracturas. Estes dentes já estruturalmente enfraquecidos são muitas vezes ainda mais enfraquecidos pelos procedimentos endodônticos, que são concebidos para proporcionar um acesso ótimo, e pelos procedimentos de restauração necessários para reconstruir o dente. O tratamento do canal radicular enfraquece a estrutura do dente e torna-o suscetível a fracturas. Os dentes obturados são mais susceptíveis à fratura do que os dentes com polpa intacta porque a estrutura do dente está enfraquecida pela cárie, trauma e preparação do canal radicular. Além disso, a compactação lateral durante a obturação cria tensão na raiz, o que pode levar a uma fratura subsequente.

Por conseguinte, deve ser dada especial atenção à restauração final dos dentes tratados endodonticamente, especialmente se a estrutura dentária estiver gravemente danificada. A necessidade particular é assegurar uma retenção adequada para a restauração final e uma resistência máxima à fratura do dente.

O sucesso da endodontia depende não só da qualidade do tratamento do canal radicular, mas também da restauração coronal atempada do dente comprometido, que permite uma ancoragem adequada, promove a saúde periodontal, a oclusão harmoniosa e a estética, ao mesmo tempo que previne as microtrincas.

## Referências


1. Sikri VK. Livro de texto de Dentisteria Operatória. 2ª edição. CBS publishers and distributors, Nova Deli. 2008.p.304-5.
2. Roberson TM. thArte e ciência da odontologia operatória de Sturdevant 7 ed. Missouri, Mosby Elseviers, 2013.pp.23-70.
3. Dhalaan R. Tratamento protético de dentes tratados endodonticamente. Int J Prosthodont 2001;12(5):145-89.
4. Cury J e Tenuta LM. Remineralização do esmalte: controle da doença cárie ou tratamento de lesões cariosas precoces? Braz Oral Res 2009;23(4):23-30.
5. Frank J. A evolução dos compósitos directos. Compend Contin Educ Dent 2011;32(1):145-54.
6. Utpal, Mitra Aditya, Bose Nabanita. A transmissão de retenção de amálgama pós-retida. IOSR-JDMS 2013;8(2):16-22.
7. Federlin M, Thonemann B, Schmalz G. Inserts-Megafiller em restaurações de compósito: uma revisão da literatura. Clin Oral Investiq 2000;4(1):1-8.
8. Stankiewicz N e Wilson P. O efeito de virola. Dent Update 2008;35(4):222-4.
9. Bandlish RB, McDonald AV, Setchell DJ. Avaliação da quantidade de dentina coronal remanescente em dentes tratados com raiz. J Dent 2006;34(9):699- 708.
10. Young DA, Alvear F, Rogers N, Rechmann P. O Efeito da Calibração no Desempenho da Avaliação do Risco de Cárie por Estudantes e Docentes Clínicos. J Dent Educ 2017;81(6):667-74.
11. Esteves H, Correia A, Araujo F. Classificação das lesões graves Dentes para avaliar o prognóstico. J Can Dent Assoc 2011;14(8):77-105.
12. Donly KJ, Jensen ME, Triolo P, Chan D. Uma comparação clínica de restaurações inlay e onlay de compósito posterior e ouro fundido após 7 anos. Quintessenz Int 1999;30(3):163-8.
13. Mowafy O. Tratamento de lesões cariosas extensas nos molares permanentes de uma criança com restaurações de compósito não metálico. J Can Dent Assoc 2000;66(11):302-7.
14. Pallesen U e Qvist V. Restaurações e incrustações de compósito. Uma avaliação de 11 anos. Clin Oral Investig 2003;7(2):71-9.
15. Pereira J, Neto M, Porto C, Pegoraro L, Valle AL. Influência da estrutura coronal residual na resistência de dentes com retentores intrarradiculares. Braz DentJ 2005;16(3):197-201.
16. Cheung W. Uma visão geral do tratamento de dentes tratados endodonticamente. Poste, núcleo e a restauração final. J Am Dent Assoc 2005;136(5):611-9.
17. Karl F. e Douglas A. Sistema indireto de resina composta: Uma revisão do material clínico. Inside Dent 2006;2(9):15-45.
18. Murphy F, McDonald A, Petrie A, Palmer G, Setchell D. Estrutura dentária coronal em dentes tratados com raiz preparados para restaurações de cobertura total e parcial. J Oral Rehabil 2009;36(6):451-61.
19. Varlan C, Dimitriu B, Varlan V, Bodnar D, Suciu I. Opiniões actuais sobre a restauração de dentes tratados endodonticamente: Princípios básicos. J Med Life 2009;2(2):165-72.
20. Jeff T. Restauração de dentes severamente danificados com um núcleo de construção: As vantagens da utilização de um material de construção de núcleo de compósito fotopolimerizável direto. Inside Dent 2O1O;6(1O):55-78.
21. Meshram P, Meshram V, Soni A, Sundarkar P, Thombre A, Thombre V *et al. Recent* trends in caries diagnosis. JIAOMR 2O11;23(3):373-76.
22. Fedorowicz Z, Sequeira B, Carter B, Nasser M, Alrowaili EF. Coroas unitárias versus obturações convencionais para restaurar dentes com preenchimento radicular. Cochrane Database Syst Rev 2O15;25;(9):321-34.

23. Kumar L, Gupta R, Yadav A. Uma abordagem sistemática para a restauração de dentes multirradiculares com cáries grosseiras: split cast and post. IJOPRD 2O12;2(1):16-8.
1 4. iftekhar H. Endodontic treatment of grossly decayed teeth with impaired intraradicular tooth structure by relining with fibre posts. GUIDENT 2O13;12(4):32-64.
25 Ploumaki A, Bilkhair A, Tuna T, Stampf S, Strub JR. Taxas de sucesso de restaurações protéticas em dentes tratados endodonticamente; uma revisão sistemática após 6 anos. J Oral Rehabil 2O13;4O(8):618-3O.
26 Karaarslan E, Ertas E, Bulucu B. Avaliação clínica de restaurações directas de compósito e inlays: resultados após 12 meses. JRD 2O14;2(2):7O-7.
27 Kashish J. e Nasim I. Estratégias de gestão da cárie através de avaliação de risco - prevenção e tratamento. IOSR-JDMS 2O14;13(11):36-43.
28 Matto K., Singh M., Gowsami R. Reparação de fundações de ferro fundido para a construção de edifícios com dentes posteriores cariados. IJRMS 2O14;12(3):1-9.
29 Maheaswari R, Golla R, Logarani A, Sudagaran, Rohan B. Largura Biológica - Zona Crítica para uma Restauração Saudável. IOSR-JDMS 2014;13(2):93-8.
30 Polesel A. Restauração do dente posterior tratado endodonticamente. Societa Italiana di Endodonzi 2014;28(1):2-16.
31 Deenadaylan E, Kumar A, Tewari R, Mishra S, Alam S. Tratamento de dentes tratados endodonticamente severamente comprometidos com um desenho de molde modificado de pós e chave: Uma série de casos. Contemp Clin Dent 2015;6(1):88-93.
32 Khursheed D, Didar S, Hama G, Hawzhen M, Mohammed S, Ranjdar M *et al.* Restauração retida por pinos com compósito ligado a resina de um dente gravemente partido. IOSR-JDMS 2015;14(9):48-50.
33 Gupta G, Gupta R, Nishant G, Udit. Procedimentos de alongamento da coroa - um artigo de revisão. IOSR-JDMS 2015;14(4):27-37.
34 Ismail A. e Hasson H. Cárie dentária no segundo milénio. J Dent Edu 2015;65(10):55-63.
35 Pradeep K, Mohata P, Kanish K, Vidya S, Butala R. Tratamento de dentes grosseiramente cariados com coroas clínicas curtas utilizando o método de alongamento da coroa em cunha distal: Um relato de caso. IJRSR 2015;6(10):7089-92.
36 Yang A, Lamichhane A, Xu C. Dentina coronal remanescente e o risco de falha pós-cimentação de restaurações de compósito reforçado com fibra: uma meta-análise. Int J Prosthodont 2015;28(3):258-64.
37 . Young D, Brian B, Gregory G, Robert H, Thomas C. Edmond L. O Sistema de Classificação de Cáries da Associação Dentária Americana para a Prática Clínica. J Am DentAssoc 2015;146(2):79-86.
38 Bansal R, Mehrotra N, Chowdhary P, Gurtu A. Gestão de molares mandibulares grosseiramente cariados com diferentes designs de pilar e núcleo de molde dividido. Case Rep Dent 2016;18(3):43-56.
39 Sangur R, Sinha A, Dwivedi K, Bajwa W. Restauração de dentes posteriores severamente mutilados com coroas de Richmond: Um relato de caso. J Dent Sci 2016;3(1):20-3.
40 Andreson M. e Shi W. Uma abordagem probiótica ao controlo das cáries. Pediatr Dent 2006;28(2):151-3.
41 Rajendran R, Sivapathasundaram B. Shafer's Textbook of oral Pathology. 5 $^{th}$ed. Nova Deli, Índia:Elsevier;2008.p.567.
42 Genebra, Suíça. Organização Mundial de Saúde. Série de Relatórios Técnicos n.º 242. Um Comité de Peritos em Saúde Dentária. 14-20 de novembro de

1961.pp.1-23.
43 . th Raghu AR, Sivapathasundaram B, Shafer's Textbook of Oral pathology 7 ed. Chennai, Índia:Elseviers;2012.pp.409-70.
44 thRoberson TM, Sturdevant's Art and Science of Operative Dentistry 7 ed. Missouri, Mosby Elseviers, 2013.p.25-71.
45 Wikipédia. Cárie dentária [Internet] 2017. Última atualização em maio de 2017. Disponível em: http://en.wikipedia.org/wiki/Dental caries.
46 Longbottom CL, Huysmans MC, Pitts NB, Fontana M. Glossário de termos-chave. MonogrOral Sci 2009;21:209-16.
47 Sikri VK. Textbook of Operative Dentistry. 2 nded.. CBS publishers and distributors, New Delhi. 2008.p.40-60.
48 Chalmers JM. Dentisteria de intervenção mínima: parte 2. estratégias para lidar com desafios de restauração em pacientes mais velhos. Can Dent Assoc 2006;72(5):435-40.
49 Raghu R, Srinivasan R. Clínica Dentária Operatória - Princípios e Prática. 2 nded. Emmess Medical Publishers, Bangalore.2011.p.57-84.
50 Garg N, Garg A. Textbook of Operative Dentistry (Manual de Dentisteria Operatória). 1 sted. Boydell and Brewer, 2010.p.46-50.
51 ndTandon S. Textbook of pedodontics 2 ed. Hyderabad, Paras Medical Publisher, 2009. Hyderabad, Paras Medical Publisher, 2009.pp.183-264.
52 Carrotte P. Endodontic treatment in children (Tratamento endodôntico em crianças). Br DentJ. 2005;198(1):9-15.
53 Morse DR, Larnic J, Yesilsoy C. Apexificação: revisão da literatura. Quintessence Int 1990;21(7):589-98.
54 Liviu, Gabriela S. Restauração óptima da estrutura dentária em falta. Private Dent 2008;12(2):1-20.
55 Marzouk M., Simonton L., Gross D. Textbook of Operative Dentistry. All India publishers and distributors.1985.p.435-64.
56 Jotkowitz A e Samet N. Rethinking ferrule: uma nova abordagem a um velho dilema. BrDent J 2010;209(1):25-33.
57 . Sharma A, Rahul G, Gupta B, Hafeez M. Largura biológica: zona sem lesões. IJRSR2012;1(3):137-41.
58 Malathi K e Singh A. Amplitude biológica: compreensão e preservação. IJMDS 2014;3(1):363-7.
59 . Nevins M e Skurow. A margem de restauração intracrevicular, largura biológica e preservação das margens gengivais. Int J Perio Rest Dent 1984;4(13):30-49.
60 Mohammad R, Khalilian F, Nateghi F, Azade E, Noushin J. Uma Revisão da Cirurgia de Alongamento da Coroa; Os Conceitos Básicos. BJMMR 2016;13(3):1-7.
61 Allen E. Alongamento cirúrgico da coroa para função e estética. DCNA 1993; 37(6):163-79.
62 Ritter AV, Fahl N, Vargas M, Maia R. A Técnica Direta-Indireta para Restaurações de Compósito Revisitada. Compend Contin Educ Dent 2017;38(6):9-12.
63 Arpitha G, Sanjay M, Yogesha. Revisão sobre a avaliação comparativa de compósitos de matriz polimérica reforçada com fibras. URPJ 2014;4(4):44-7.
64 Sudheer M, Subbaya K, Jawali D, Bhat T. Propriedades Mecânicas de Compósitos de Resina Epóxi Reforçados com Whisker de Titanato de Potássio. JMMCE2012;11(2):193-210.
65 Youxi L, Chenghui G e Ning L. Influência do teor de hidróxido de cálcio nas propriedades mecânicas e tribológicas de compósitos de poliéter-éter-cetona. J Mater Sci Technol 2006;22(5):584-8.
66 Y. Zhang, Pickles, Cameron J. The production and mechanical properties of

silicon carbide and alumina whisker-reinforced epoxy composites. J Reinf Plast Compos 1992;11(7):176-86.

67 Avella M, Martuscelli E, Raimo, Partch R, Gangolli. Polipropileno reforçado com cristais capilares de carboneto de silício. J Mater Sci 1997;32(12): 241-16.

68 Lowe R. Avanços em restaurações directas de compósito. Inside Dent 2012;8(9):4-10.

69 Hoon S, Kyu C, Su J, Lee B, Chan H, Won O *et al.* Análise térmica da polimerização de resina composta preenchida a granel utilizando vários modos de fotopolimerização de acordo com a profundidade de polimerização e a aproximação à parede da cavidade. J Appl Oral Sci 2013; 21(4): 293-9.

70 Ilie N e Hickel R. Investigações sobre um compósito fluido à base de metacrilato com base na tecnologia SDR Dental Materials. Dent Mater 2011 Apr;27(4):348-55.

71 Sikri VK. Livro de texto de Dentisteria Operatória. 2ª edição. CBS publishers and distributors, Nova Deli. 2008.p.237-49.

72 Setcos J, Staninec M, Wilson S. O desenvolvimento da ligação de resina para restaurações de amálgama. Br DentJ 1999;186(7):154-222.

73 Sikri VK. Livro de texto de Dentisteria Operatória. 2ª edição. CBS publishers and distributors, Nova Deli. 2008.p.252-9.

74 Goncalves M, Ferreira R, Motta F, Polloni S, Pedrazzi V. A ligação Remediação de amálgama: um relato de caso. Quintessenz Int 1998;29(3):171-5.

75 Smales R e Wetherell J. Revisão das restaurações de amálgama coladas e avaliação numa clínica geral ao longo de cinco anos. Oper Dent 2000;25(5):374-81.

76 Worsket P. Estudo comparativo de restaurações de amálgama coladas e não coladas na prática dentária geral. Br DentJ 2015;11(8):45-57.

77 Ambikathanaya. Fundação da restauração (restaurações retidas por pinos). IJMHR 2016;2(1):1-4.

78 Sikri VK. Textbook of Operative Dentistry. 2 nded.. CBS publishers and distributors, New Delhi. 2008.p.304-35.

79 Jackson. Inlays e onlays estéticos: atingindo a maioridade. Br Dent J 2008;204(7):407-8.

80 Sikri VK. Livro de texto de Dentisteria Operatória. 2ª edição. CBS publishers and distributors, Nova Deli. 2008.p.264-66.

81 . Patankar A, Kaur R, Sandhu R, Kheur M. Inlays cerâmicos colados ou coroas totais - uma revisão e relato de caso. J Dent Specialities 2015;3(2):217-9.

82 Potts R, Shillingburg HT, Duncanson M. Retenção e resistência de preparações para restaurações de gesso. J Prosthet Dent 1980;43(3):303-8.

83 Cheung GS. Uma investigação preliminar sobre a longevidade e as causas de fracasso de restaurações extracoronárias de um único dente. J Dent 1991;19(3):160-3.

84 . Fernandes A, Vally Z, Sykes L. A longevidade das restaurações - Uma revisão da literatura. S Afr Dent J 2015;70(9):375-87.

85 Reeh E, Messer H, Douglas W. Redução da rigidez dentária como resultado de procedimentos endodônticos e restauradores. J Endod 1987;15(7):134-231.

86 Ray HA and Trope M. Periapical status of endodontically treated teeth in relation to technical quality of the root filling and the coronal restoration. Int Endod J 1995;28(4):12-8.

87 Christensen G. Poste e núcleo: estado da arte. J Am Dent Assoc 1998;129(1):96-7.

88 . Helfer AR, Melnick S, Schilder H. Determinação do teor de humidade de dentes vitais e sem polpa. Oral Surgery 1972;34:661-70.

89 Trabet K, Caput A, Abou R. Fratura de dente - Uma comparação entre o tratamento endodôntico e restaurador. J Endod J 1978;4(10):341-5.
90 Cohen BI, Condos S, Deutsh, Musikant BL. Resistência à fratura de três materiais de núcleo diferentes em combinação com três pinos endodônticos diferentes. IntJ Prosthodont 1994;32(4):342-55.
91 Lone RM e Purton DG. O efeito das serrilhas nos pilares de fibra de carbono - retenção do canal radicular, retenção do núcleo e rigidez do pilar. Int J Prosthodont 1996;3(6):34-78.
92 Zillich RM e Corcoran JF. O comprimento médio máximo do pino em dentes tratados endodonticamente. J Prosthodont Dent 1984;34(4):87-125.
93 . Mattison G. Análise da tensão fotoelástica de pinos de ouro endodônticos fundidos. J Prosthodont Dent 1982;48(12):407-11.
94 Trope M, Maltz D, Tronstad L. Resistência à fratura de dentes restaurados tratados endodonticamente. Endod Dent Traumatol 1985;12(8):108-11.
95 KurerP. Retenção de coroas postiças. Br Dent J 1967;123(12):167-9.
96 Stavropoulou A e Koidis PT. Uma revisão sistemática de coroas unitárias em dentes tratados endodonticamente. J Dent 2007;35(10):761-7.
97 Tikku AP, Chandra A, Bharti R. As coroas totalmente em gesso são obrigatórias após o tratamento endodôntico em dentes posteriores? J Conserv Dent 2010;13(4):246-8.

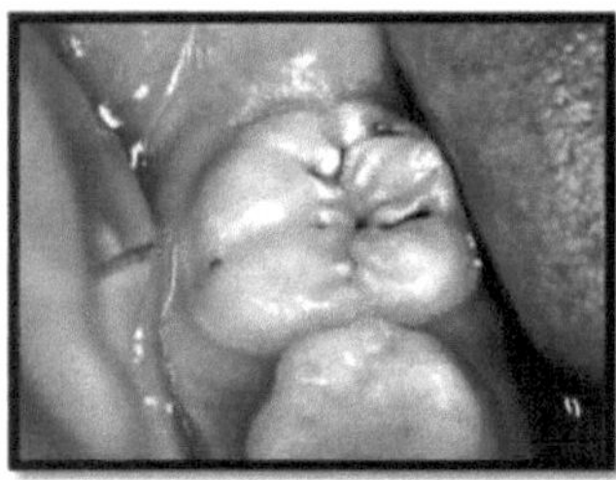

**Fig. 1** Cavidade de classe I

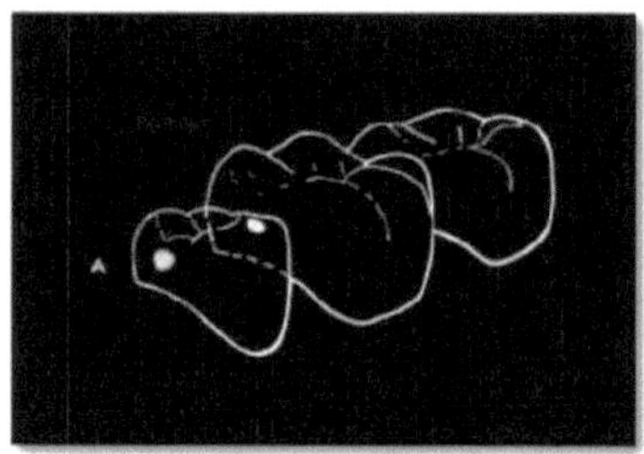

**Fig. 2** Cavidade de classe II

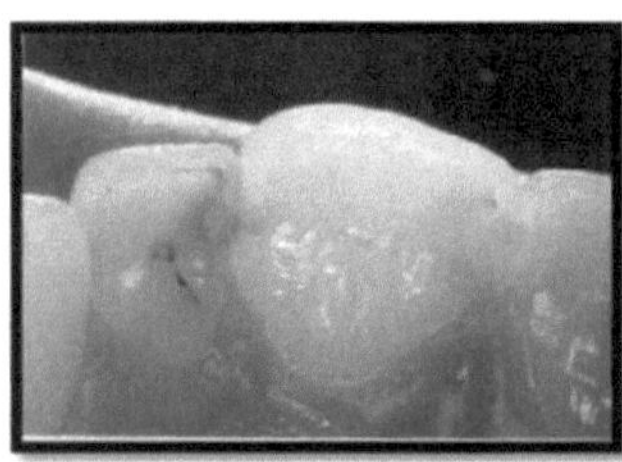

**Fig. 3** Cavidade de classe III

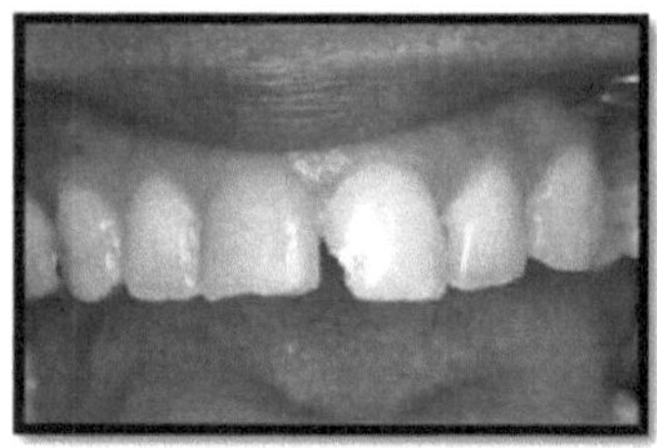

**Fig. 4** Cavidade de classe IV

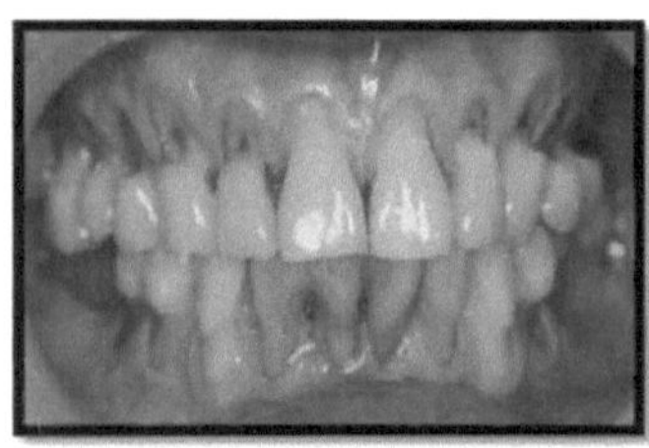

**Fig. 5** Cavidade de classe V

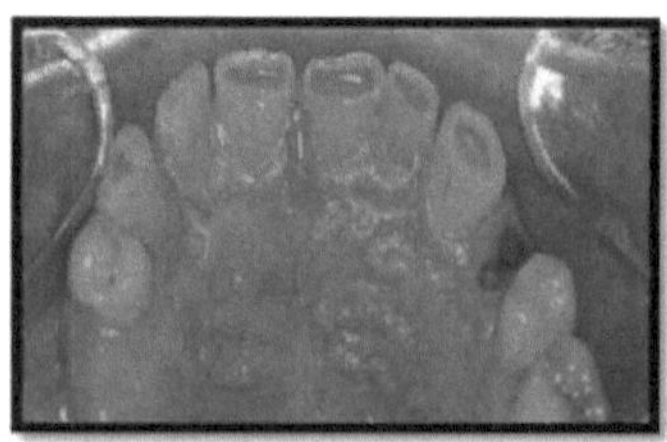

**Fig. 6** Cavidade de classe VI

Tabela-1 Por localização e tamanho da lesão

| Size | Minimal 1 | Moderate 2 | Enlarged 3 | Extensive 4 |
|---|---|---|---|---|
| Site | | | | |
| Pit & fissure 1 | 1.1 Minimum pit & fissure , abrasion and erosion | 1.2 Class I | 1.3 Class I | 1.4 Class II |
| Contact area 2 | 2.1 Tunnel, Slot, Preparation | 2.2 Class II (post) Class III (ant) | 2.3 Class II (post) Class III (ant) | 2.4 Class II (post) Class IV (ant) |
| Cervical 3 | 3.1 Class V | 3.2 Class V | 3.3 Class V | 3.4 Class V |

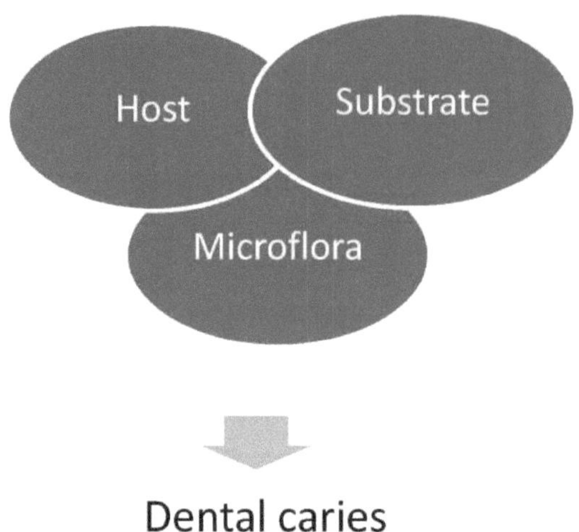


Fig. 7 Modelo Keyes (I960)

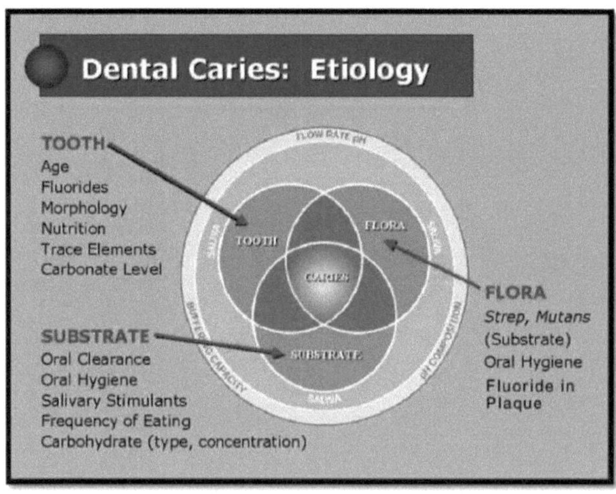


**Fig. 8 Modelo Niklforuk (1985)**

**Tabela 2: Ficha de registo clínico para pontuação de dentes com danos extensos.**

| | Class I, prognosis good | Class II, prognosis moderate | Class III, prognosis poor |
|---|---|---|---|
| **Ferrule effect** | Height ≥ 2mm<br>Width ≥ 2.2 mm (esthetic)<br>≥1.6 (non-esthetic) | Height ≥ 0,5–2 mm<br>Width 1.6–2.2 mm (visible margins)<br>1.2–1.6mm (non-visible margins) | Height < 0.5mm<br>Width < 1.2 mm |
| **Root length** | ≥ crown height + 5 mm | < crown height + 5 mm<br>≥ crown height + 3 mm | < crown length + 3 mm |
| **Endodontic condition** | Without predictable complications | Without predictable complications or uncertain treatment results | With irreversible complications |

Tabela 3: A indicação para reabilitação após a destruição da parede dentária

| | Direct composite restoration | Semi direct composite restoration/inlay | Partial coverage | Complete cusp coverage |
|---|---|---|---|---|
| 1 | X | | | |
| 0.8 | X | | | |
| 0.6 | X | X | | |
| 0.4 | X | X | X | |
| 0.2 | | | X | X |

Tabela 4: Reforço adesivo necessário consoante a destruição da parede do dente.

| | No reinforcement | One post | Multiple post | One mesh | Onion technique |
|---|---|---|---|---|---|
| 1 | X | | | | |
| 0.8 | | | | X | |
| 0.6 | | X | | X | |
| 0.4 | | X | X | X | X |
| 0.2 | | | X | X | X |

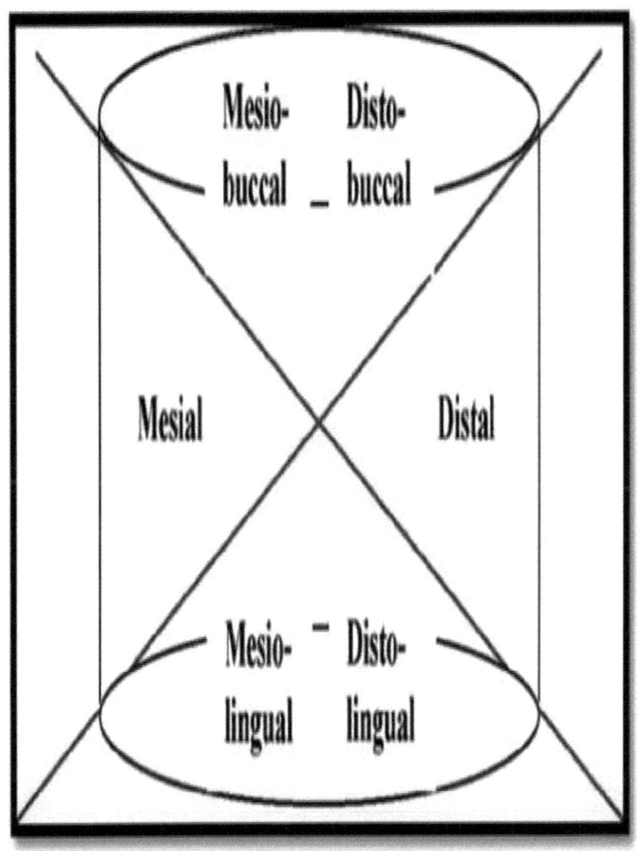


Fig. 9 Diagrama oclusal ilustrando os sextantes para o índice de restaurabilidade dentária.

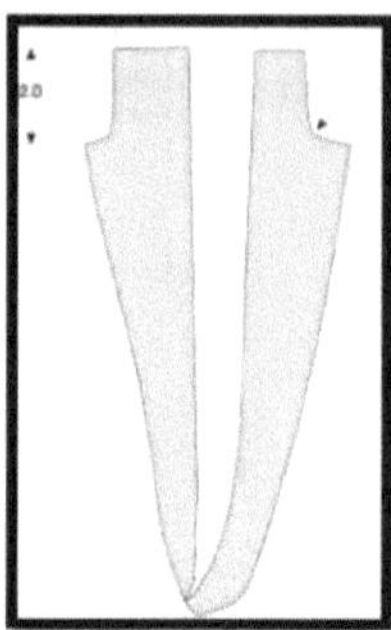

Fig. 10 É necessário um casquilho de 1,5-2 mm para reduzir o risco de fracturas radiculares.
fracturas radiculares
.

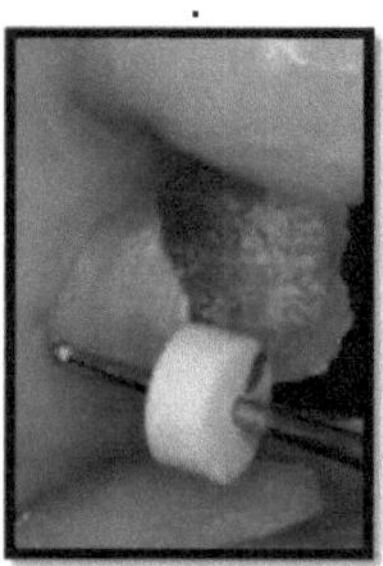

Fig. 11(a) Medição da parede dentária residual vestibular com uma sonda periodontal
sonda periodontal e um batente. O valor é positivo porque a parte superior do dente
dente residual está acima da margem gengival.

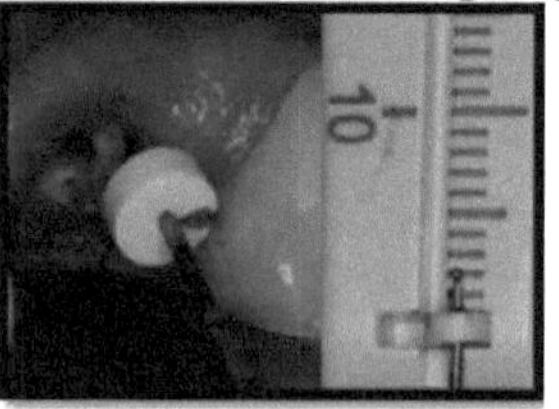


Fig. 11(b) Medição da parede dentária vestibular remanescente com uma sonda periodontal e um batente. O valor é negativo, pois a parede do dente está abaixo da margem gengival.

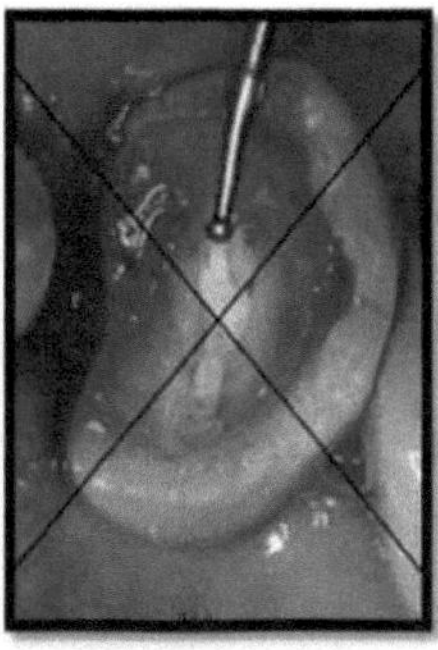

Fig. 11(c) Posição das medições intra-orais horizontais.

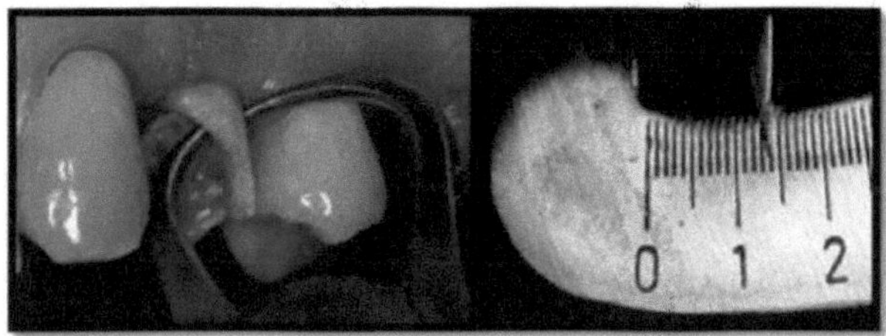


Fig. 11(d) Medição da parede vestibular remanescente de um dente danificado
dente danificado com um paquímetro (1,4 mm).

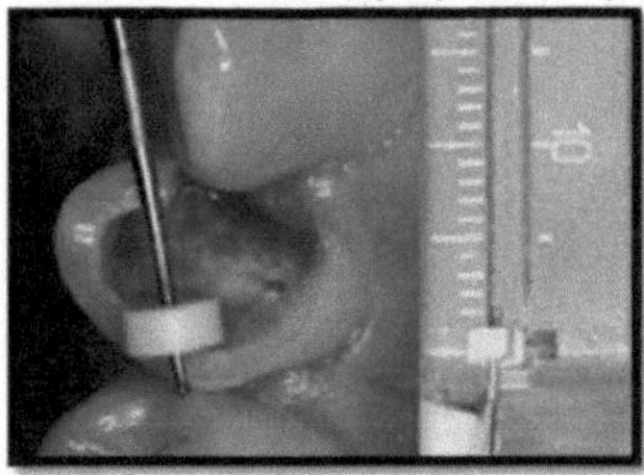

Fig. 11(e) Medição da parede distal remanescente de um dente
dente danificado com uma sonda periodontal.

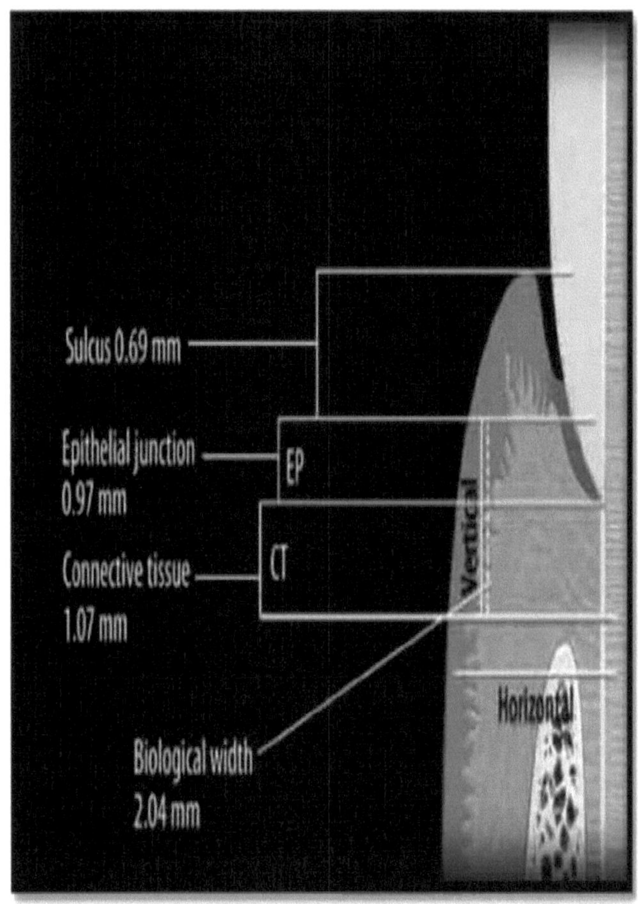


Fig. 12 Largura biológica

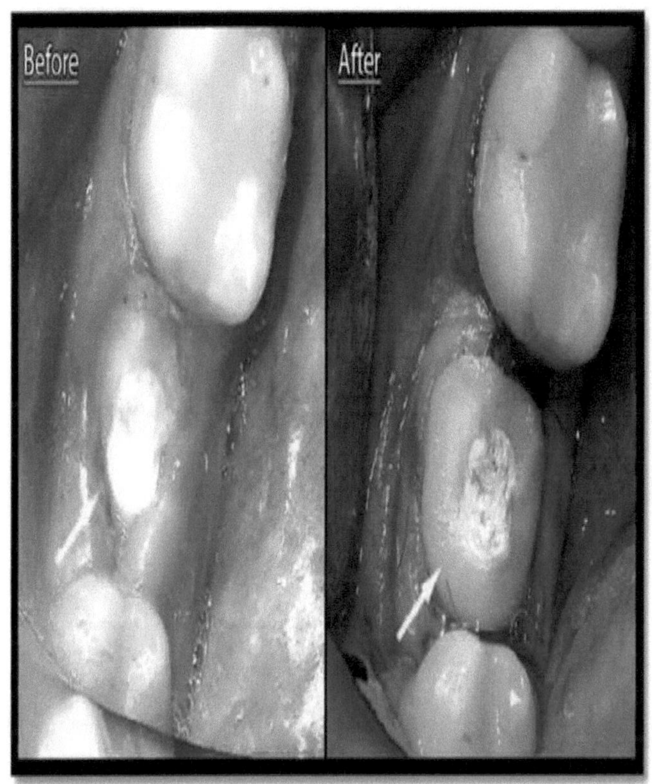


Fig. 13 Alongamento da coroa

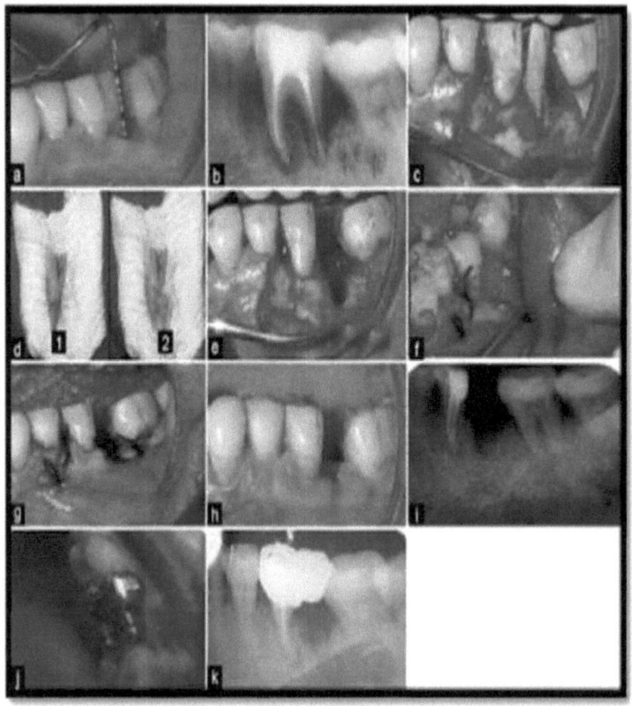


Fig. 14 Hemisecção (cortesia de Aggarwal V *et al.* 2012)

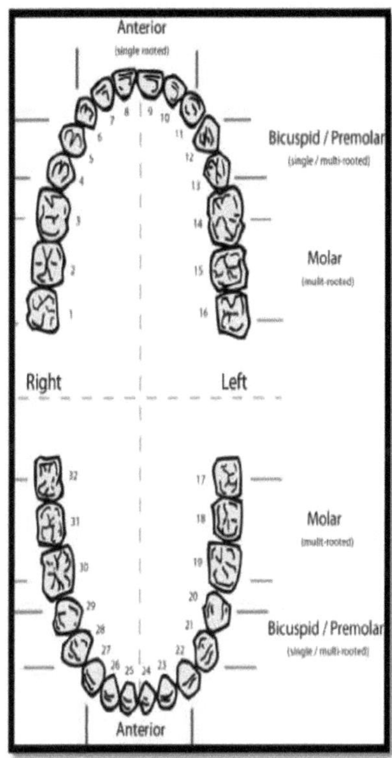


Fig. 15 Posição dos dentes

**Commonly Used !**

Permanent Teeth

1. DMFT
2. DMFS
3. DMFSS

Primary Teeth

1. dft
2. dfs
3. dfss

Mixed Dentition

1. (dft) & (DMFT)
2. (dfs) & (DMFS)

**Other Indices**

STONE'S INDEX
CZECHOSLOVAKIAN CARIES INDEX (CCI)
CARIES SUSCEPTIBILITY INDEX
DMF SURFACE PERCENTAGE INDEX (DMFS PI)
RESTORATIVE INDEX (RI)
MODIFIED DMFT INDEX
CARIES SEVERITY INDEX (Csi)
FUNCTIONAL MEASURE INDEX (FMI)
TISSUE HEALTH INDEX
DENTAL HEALTH INDEX (DHI)
SIGNIFICANT CARIES INDEX

4

**Fig. 16 Vários índices de suscetibilidade à cárie**

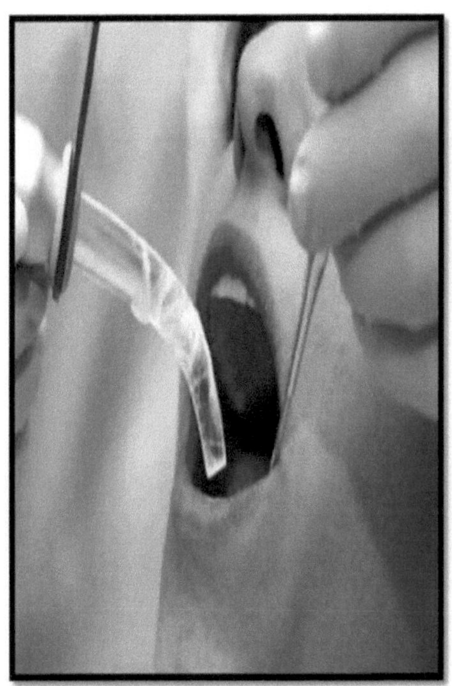

Fig. 17 Ativação da luz

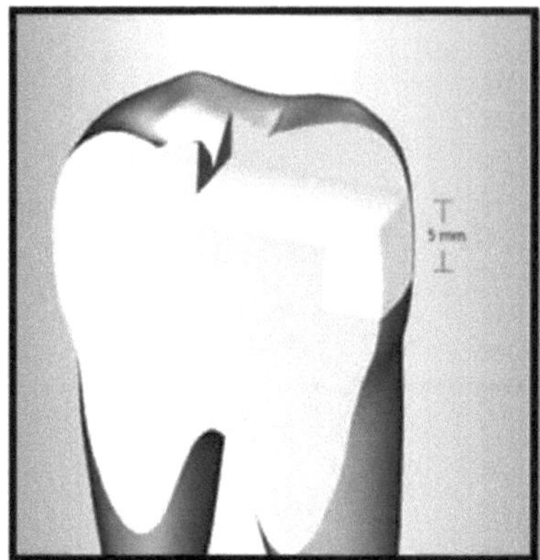


Fig. 18 Profundidade de cura

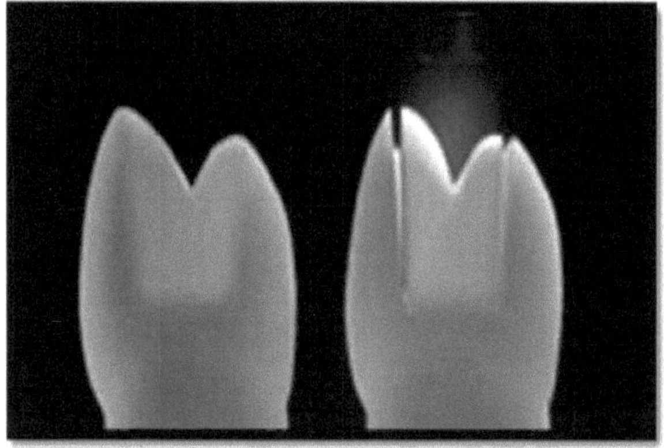

Fig. 19 Contração de polimerização

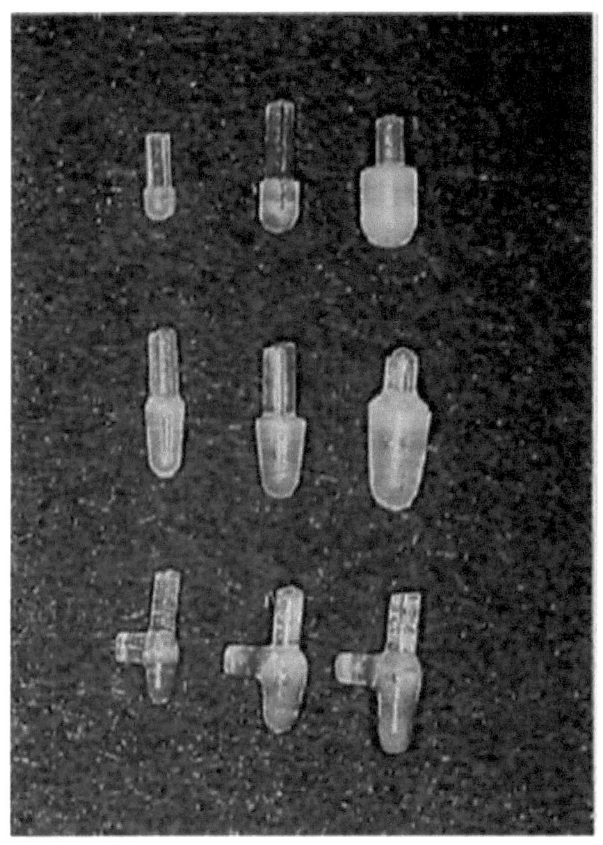

Fig. 20 Pastilhas com diferentes formas e tamanhos

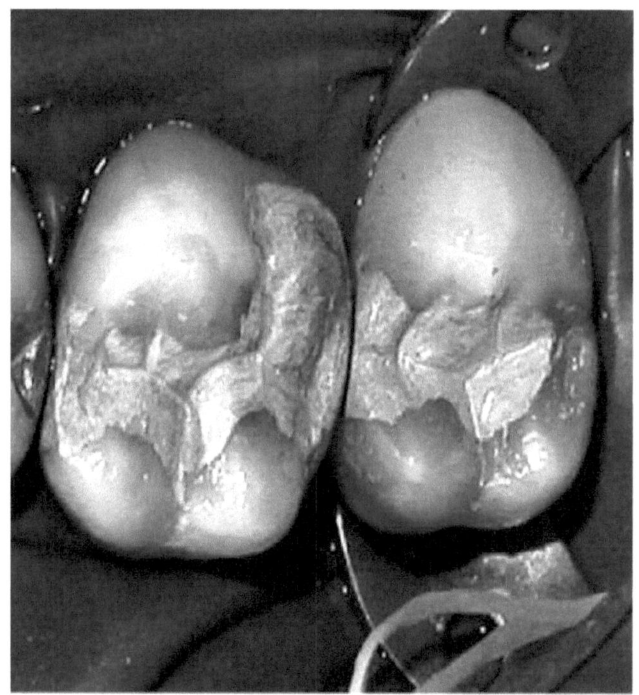

**Fig. 21 Capeamento da cúspide com amálgama**

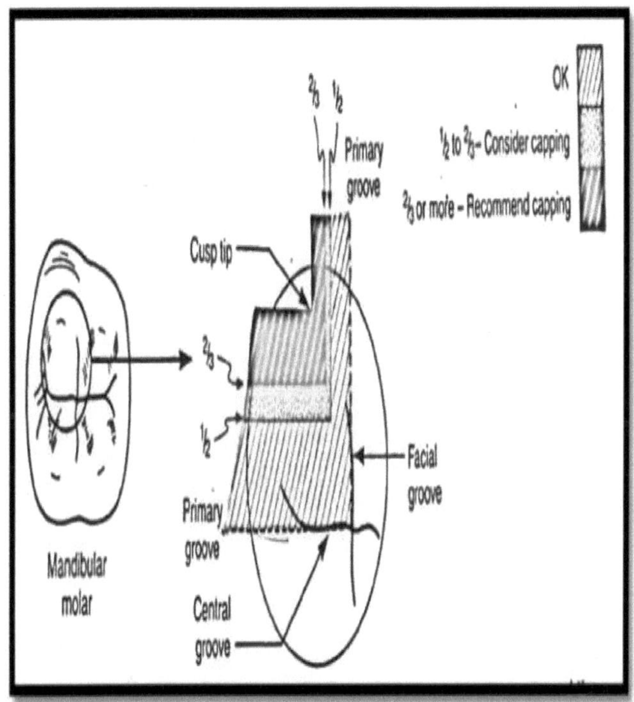


**Fig. 21(a)** Regra de ocultação da cúspide: Se a extensão de um sulco primário até à ponta da cúspide não for superior a metade da distância, não é necessária a ocultação da cúspide; se a extensão for de metade a dois terços da distância, deve ser considerada a ocultação da cúspide; se a extensão for superior a dois terços da distância, a cúspide é normalmente oculta.

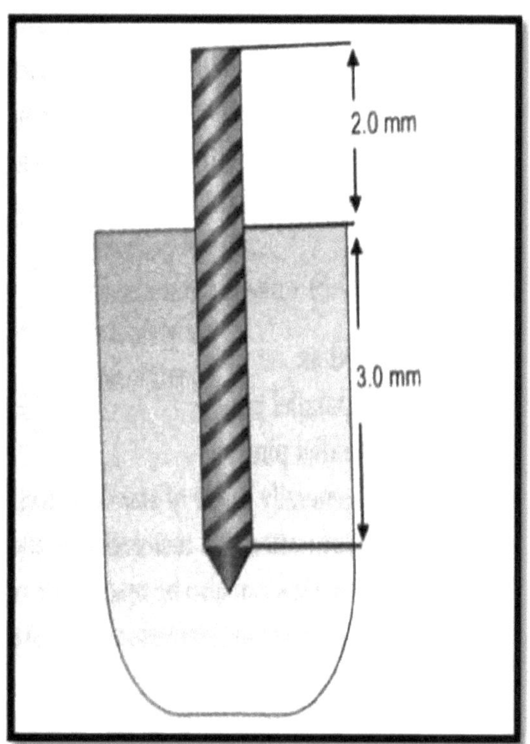


**Fig. 22 Poste cimentado**

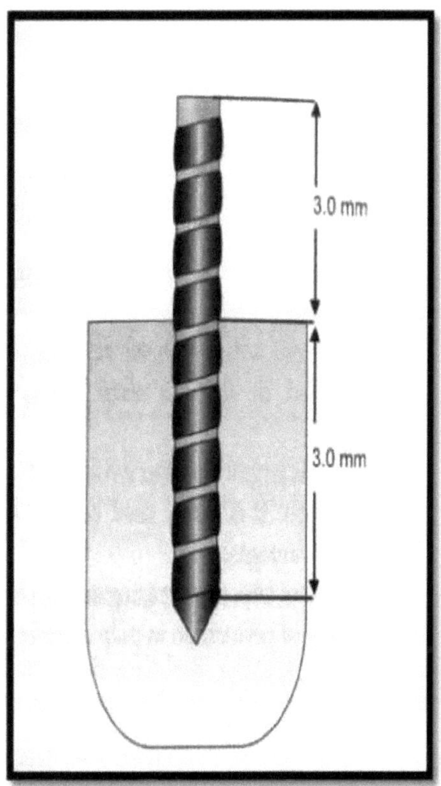


Fig. 22(a) Cavilha de bloqueio por fricção

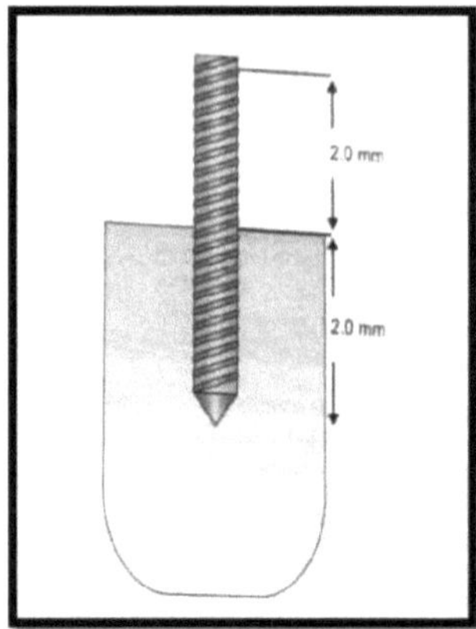


Fig. 22(b) Pinos auto-roscantes

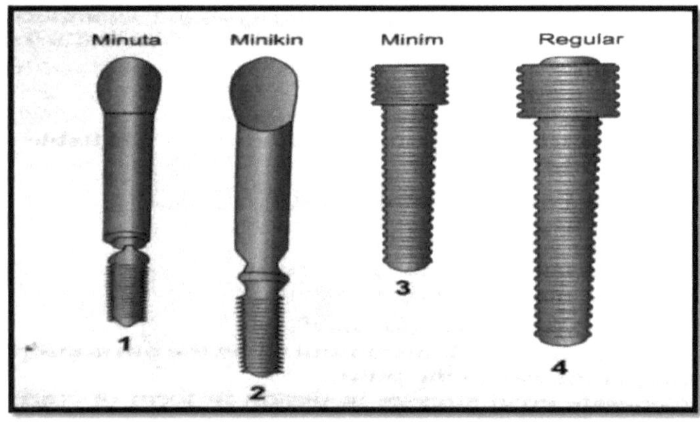


Fig. 23 Diferentes tipos de pinos de ligação roscados

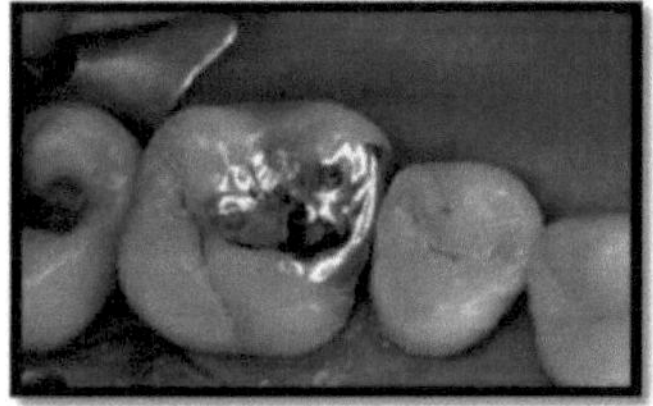

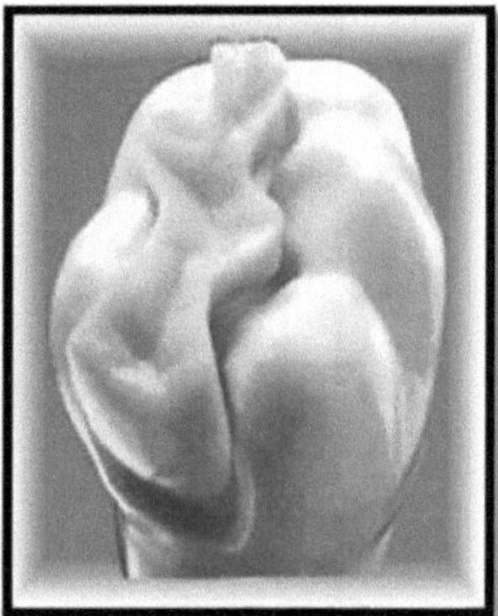

Fig. 24(a) Inlay de cor dentária

Fig. 24
Inserir

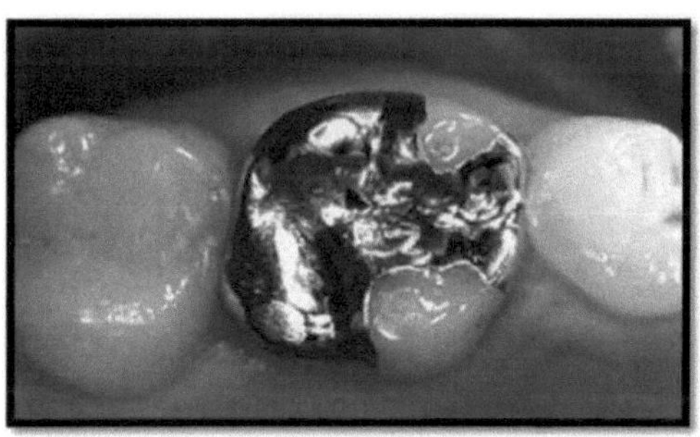

Fig. 25 Onlay

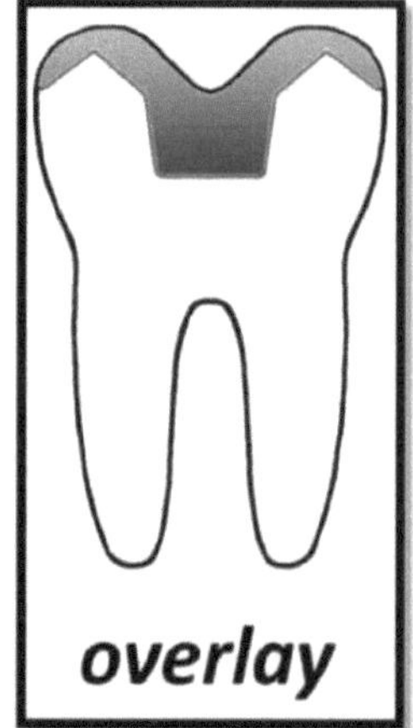


Fig. 26

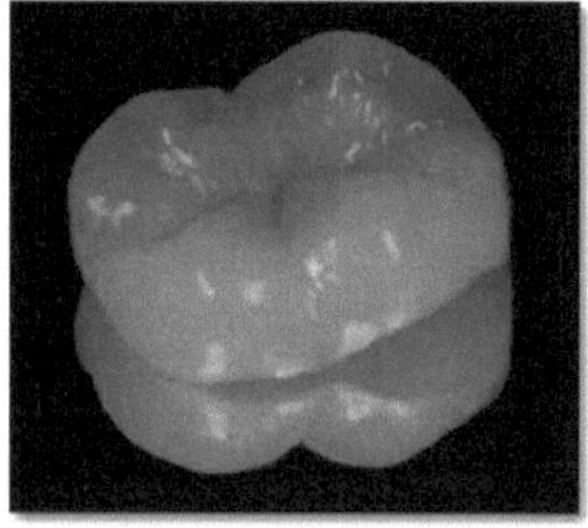

Fig. 26(a) Sobreposição de cor de dente

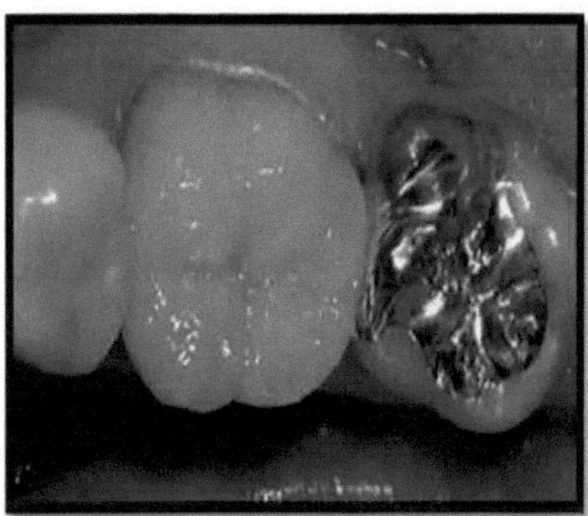

Fig. 27 Coroa de sete e oito

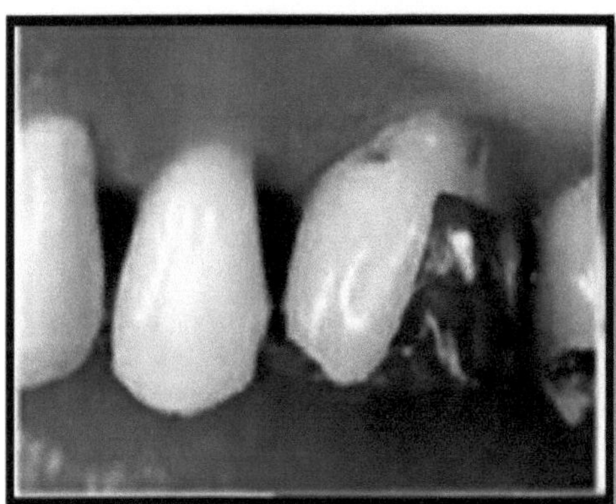

Fig. 28 Coroa de três quartos

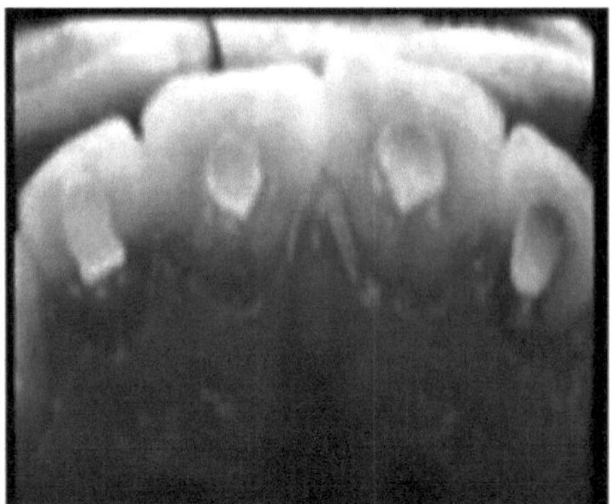

Fig. 29 Os dentes intactos que necessitam de tratamento do canal radicular podem ser restaurados com material compósito

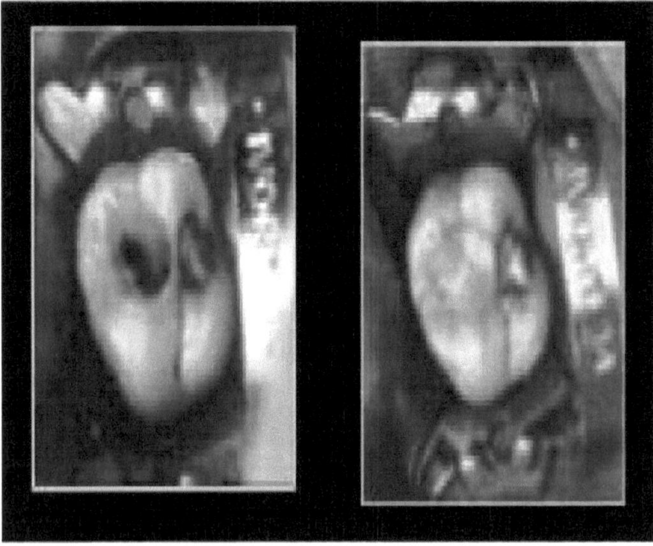

Fig. 30 Restauração simples da cavidade de acesso

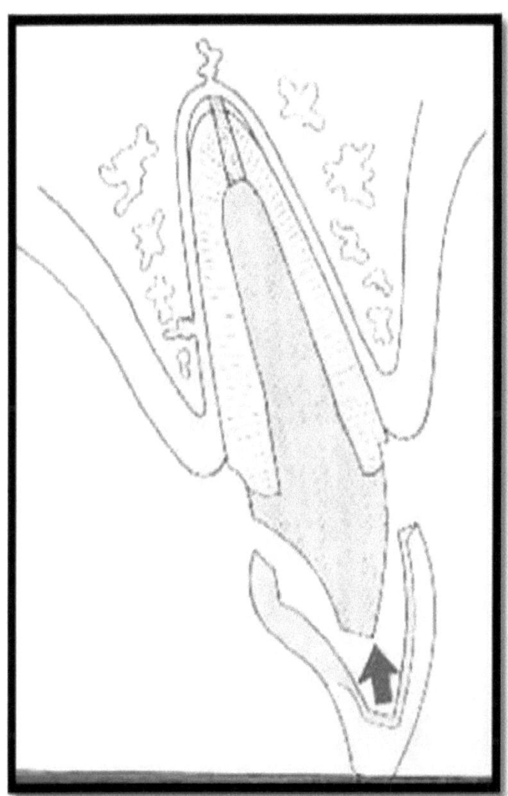

Fig. 31 Montagem do poste e do núcleo

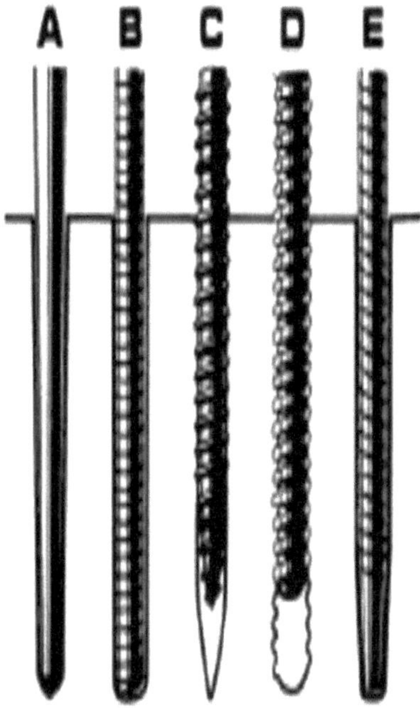


Fig. 32 Moldes para postes pré-fabricados. A- Cónicas, lisas. B- Paralelas, serrilhadas. C- Cónicas, auto-roscantes. D- Paralelas, roscadas. E- Paralelas, serrilhadas, com extremidade cónica.

**Tabela 5: Diferentes materiais e respetivo módulo de elasticidade.**

| MATERIAL | MODULUS OF ELASTICITY |
|---|---|
| Dentin | 15-19 Gpa |
| Quartz Fibre | 20 Gpa |
| Glass Fibre | 30 Gpa |
| Cast Gold | 75-110 Gpa |
| Titanium | 100 Gpa |
| Carbon Fibre | 120 Gpa |
| Zirconia | 200 Gpa |
| Stainless Steel | 200 Gpa |

Fig. 33 Fibras de quartzo, fibras de vidro, fibras de silício

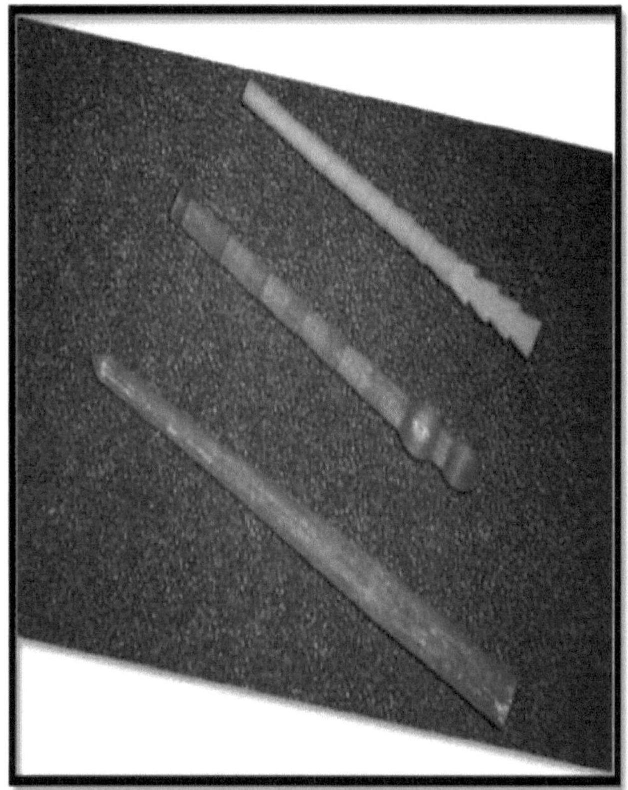

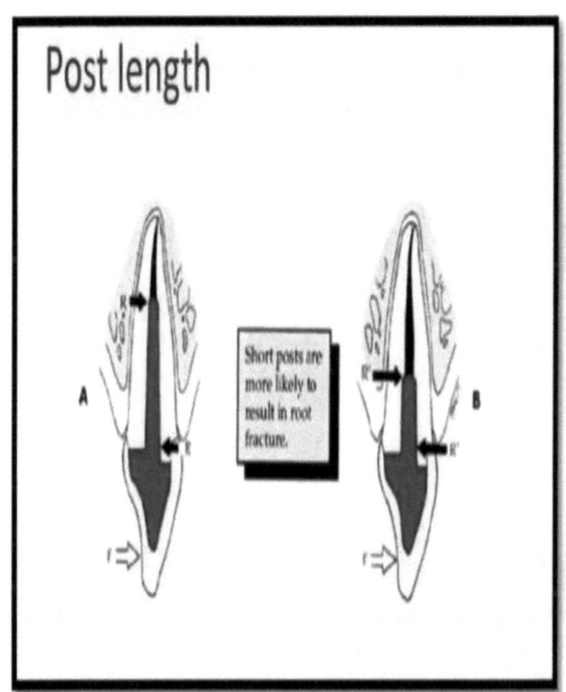


Fig. 34 Comprimento do poste

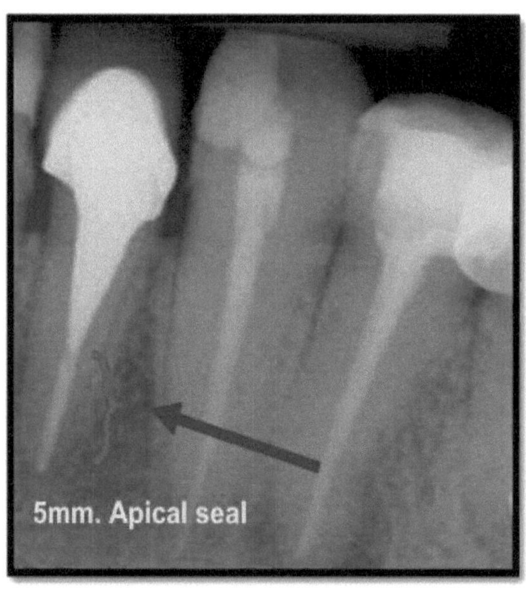


**Fig. 35 Restos de guta-percha no canal radicular**

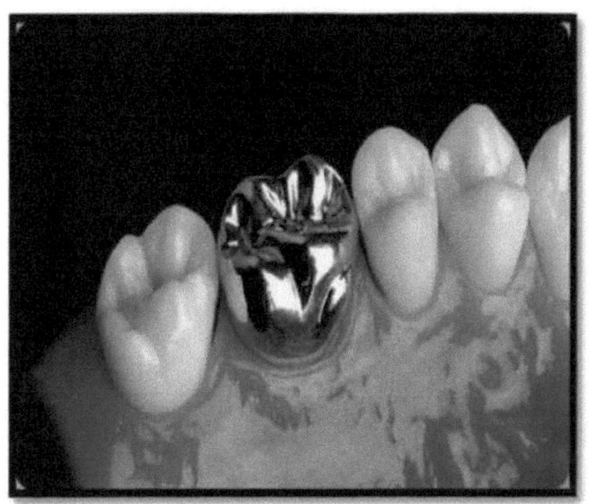

Fig. 36 Coroa em liga de fundição

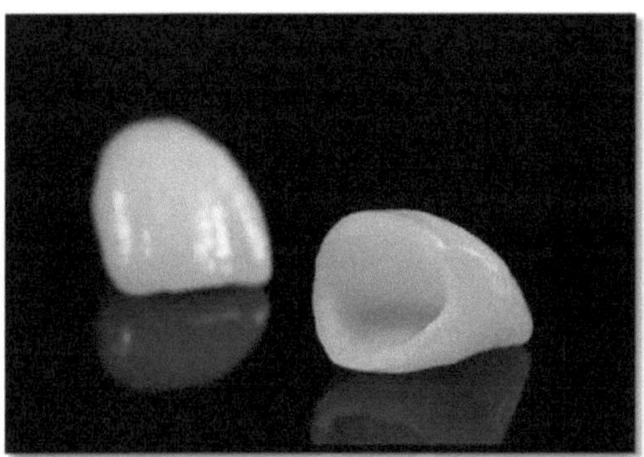

Fig. 36(a) Coroa completa de verbena

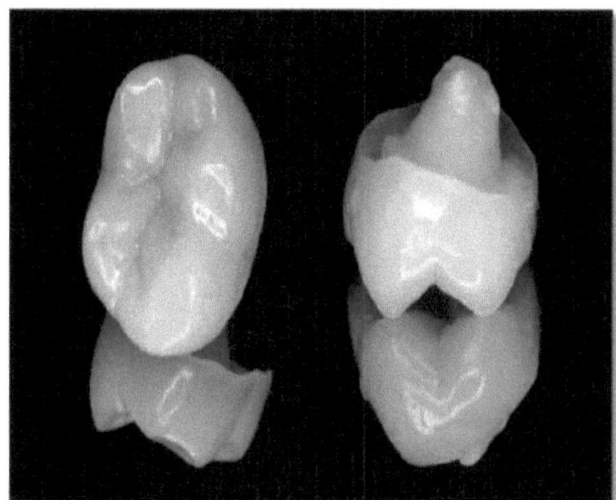

Fig. 37 Endocrown

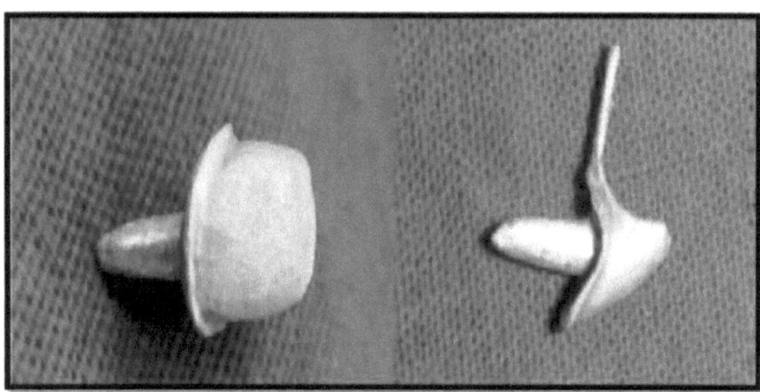

Fig. 38 Coroa de Richmond

# Índice

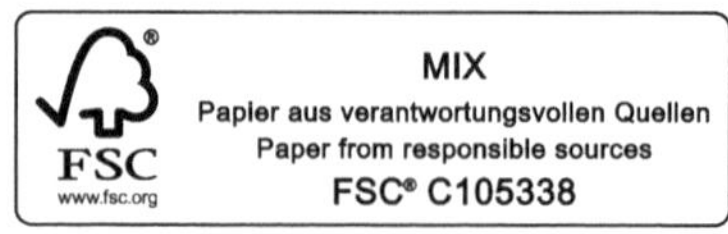


Printed by Books on Demand GmbH, Norderstedt / Germany